DIÁRIO DE QUARENTENA

FREI BETTO

DIÁRIO DE QUARENTENA
90 DIAS EM FRAGMENTOS EVOCATIVOS

Rocco

Copyright © 2020 *by* Frei Betto

Direitos desta edição reservados à
EDITORA ROCCO LTDA.
Rua Evaristo da Veiga, 65 — 11º andar
Passeio Corporate — Torre 1
20031-040 — Rio de Janeiro — RJ
Tel.: (21) 3525-2000 — Fax: 21) 3525-2001
rocco@rocco.com.br
www.rocco.com.br

Printed in Brazil/Impresso no Brasil

Preparação de originais
MARIA HELENA GUIMARÃES PEREIRA

CIP-Brasil. Catalogação na publicação.
Sindicato Nacional dos Editores de Livros, RJ.

B466d Betto, Frei, 1944-
     Diário de quarentena: 90 dias em fragmentos evocativos / Frei Betto. — 1. ed. – Rio de Janeiro: Rocco, 2020.

     ISBN 978-65-5532-048-0
     ISBN 978-65-5595-033-5 (E-book)

     1. Betto, Frei, 1944- – Narrativas Pessoais. 2. Crônicas brasileiras. 3. Coronavírus (Covid-19). I. Título.

20-66465   CDD: 869.8
                                                     CDU: 82-94(81)

Camila Donis Hartmann – Bibliotecária – CRB-7/6472

O texto deste livro obedece às normas do
Acordo Ortográfico da Língua Portuguesa.

A Guilherme Boulos

Quarta, 18 de março de 2020 — 1º dia

Entro em quarentena devido à pandemia do novo coronavírus. Quarentena vem de quarenta e o vocábulo não procede de prescrições médicas e sim da simbologia bíblica. Nas escrituras sagradas, 40 significa o tempo de Deus. O Dilúvio durou 40 dias e 40 noites. Moisés tinha 40 anos ao ferir um egípcio e se ver obrigado a fugir. Antes de receber as Tábuas da Lei, jejuou durante 40 dias e 40 noites (*Deuteronômio* 9, 9). Quarenta anos mais tarde, liderou a libertação dos hebreus da escravidão no Egito. A travessia dos hebreus pelo deserto — o êxodo — rumo a Canaã teria durado 40 anos. O profeta Elias "caminhou 40 dias e 40 noites até o Monte Horeb, a montanha de Deus" (I *Reis* 19, 8). Jesus iniciou a sua missão com um retiro de 40 dias no deserto (*Marcos* 1, 13). Após a ressurreição, permaneceu 40 dias em companhia dos discípulos (*Atos dos Apóstolos* 1, 3). Hoje, no ano litúrgico da Igreja Católica temos o período de Quaresma, os 40 dias que precedem o domingo de Páscoa. Na Europa, desde o século XIV adotava-se a quarentena para evitar a propagação da peste. E no Brasil, a partir de 1829, os navios que chegavam ao nosso país eram obrigados a permanecer em quarentena em uma ilha da Baía de Guanabara.

O primeiro caso de brasileiro infectado pela Covid-19,[1] segundo o Ministério da Saúde, foi em 26 de fevereiro deste ano, em São Paulo. Ontem, ocorreram 291 casos fatais.

---

1 Sigla que significa Corona Virus Disease (Doença do Coronavírus), e 19 se refere a 2019, quando surgiu a epidemia.

Não me queixo da reclusão. A exigência vem em boa hora. Andava enfastiado de tanta viajação (sempre em função de trabalho). Tenho por hábito anotar cada vez que embarco em uma aeronave. Mania de virginiano duplo. Nos últimos dez anos, um voo a cada três dias! Agrada-me a perspectiva de ficar em retiro, sem noção de quando poderei retornar à vida "normal". Agora posso me dedicar ao que mais gosto: meditar (minha forma preferida de oração), ler (a pilha de espera é grande), escrever (vários textos em andamento) e fazer mais exercícios físicos (tenho o hábito, mas nem todo dia como gostaria).

Quanto ao diário, pretendo inserir aqui textos ensaísticos, como considerações em torno da pandemia e reflexões espirituais, e ficcionais, como crônicas e minicontos, todos oriundos de meu baú de memórias, de meus arquivos implacáveis e de minha indignação.

Ingresso em uma prisão de luxo. Nada mal para quem passou quatro anos em outras, abjetas e aterrorizantes.[2]

Quinta, 19 de março de 2020 — 2º dia

Em luminosa manhã em Angra dos Reis (RJ), o psicanalista e escritor Hélio Pellegrino, que participava de grupos de

---

[2] Ver meus livros *Cartas da prisão* (Companhia das Letras), *Batismo de sangue* (Rocco), *Diário de Fernando — nos cárceres da ditadura militar brasileira* (Rocco).

oração que acompanho, sugeriu que os místicos foram crianças muito bem acolhidas no seio materno. Por isso, viveram a nostalgia de fundir-se em algo ou alguém maior e mais aconchegante do que eles.

O aprendizado do amor inicia no modo como somos gerados.

Sexta, 20 de março de 2020 — 3º dia

Ele não sabia exatamente quando descobriu o Amor. Não havia passado pelo impacto sofrido por Abraão nem pelos sofrimentos de Jeremias. Viera aos poucos — e muito cedo — através da pele da mãe, quente e acolhedora. Nos braços dela encontrava proteção, e o mundo lhe parecia desprovido de todo mal. Como se a prova da gota de vinho no fundo do cálice fosse suficiente para predispor o paladar e avaliar o conteúdo da garrafa.

A sedução materna exercera sobre ele um fascínio indescritível e moldara seu espírito e corpo para o Amor, imantando-o desse magnetismo que o destituiu de qualquer resistência diante do belo, do uno e do infinito. O gosto de mel impregnara-o de certa doçura. A rispidez, a agressividade, mesmo na forma cruel dessa tendência de ver as coisas pelo lado azedo, como se a vida fosse uma armadilha sempre pronta a nos tragar, jamais tiveram sobre ele efeito mais que momentâneo. A empatia com o universo materno, recendendo a frescor, otimismo e ternura, suscitara em seu ser uma postura contrária à daqueles que encaram a vida pelo estigma do rancor e da maledicência. Nela, o que havia de terno — e, aqui, é indiferente se o sujeito gramatical é mãe ou vida — gerara nele o apetite para o eterno.

Seu nome era João da Cruz (1542-1591).

Sábado, 21 de março de 2020 — 4º dia

Ao chegar à Porta Sul, encontra-a fechada. Dá meia-volta e ruma na direção da Norte. Igualmente trancada. Apesar do cansaço, não apenas de corpo, mas também de alma, tenta as Portas Leste e Oeste. E outras tantas. Impossível sair da cidade.

Observa a muralha. Demasiadamente alta para conseguir transpô-la. Talvez o consiga se construir uma escada com suficientes degraus para atingir o topo.

A ideia lhe parece acertada. Uma escada. Uma escada alonga as pernas. Transforma-nos em girafas.

Dirige-se à loja de material de construção. Adquire o necessário: madeira, pregos, ferramentas. Há, porém, uma questão prévia: a altura da muralha. Quantos degraus serão precisos para chegar ao cume e, assim, deixar a cidade? Do outro lado não necessitará de outra escada. Bastará uma longa corda.

Qual a altura da muralha? Nemo pergunta ao balconista da loja de material de construção. O homem fica surpreso e fixa os olhos na cara espantada de Nemo. O cliente tem os olhos tão claros que dão a impressão de vazados. Estão imperturbáveis. O cabelo liso, negro, desce-lhe pela testa. As mãos, apoiadas no balcão, estão crispadas. Parecem garras prestes a pegar algo com força.

O vendedor nunca imaginara que alguém um dia lhe faria tal pergunta. Não sei, responde. Por que o senhor se interessa por isso?, acrescenta. Quero sair da cidade e encontrei todas as portas fechadas. Nemo diz isso em tom nervoso, como quem tem pressa para empreender uma viagem e precisa, o quanto antes, preparar toda a bagagem. O senhor tem ideia de quando serão abertas?

O homem meneia a cabeça como quem tenta compreender a razão de uma pergunta que lhe soa absurda. Tira os óculos do rosto com a mão esquerda e, com a direita, espreme os olhos com o nó do dedo indicador. O senhor não sabe?, insiste Nemo.

As portas nunca serão abertas. Elas não existem, diz o balconista como quem lamenta decepcionar o interlocutor.

Como não existem?, esbraveja Nemo ao dar um passo atrás, disposto a medir forças com o adversário. Eu estive lá e verifiquei pessoalmente que, na muralha, há pelo menos quatro grandes portas, a Sul, a Norte, a Leste e a Oeste.

Perdão, senhor, e me desculpe, diz o vendedor em tom de quem pretende consolar a aflição alheia. Aquilo não são portas. São apenas pinturas, tão bem-feitas que muitos julgam ser portas de verdade. Há quem chegue a esmurrá-las.

Para que servem tais pinturas?, pergunta Nemo, irritado. Pela primeira vez o vendedor relaxa os músculos da face e ameaça um sorriso que não brota: Para iludir os que não se conformam que não exista uma porta que nos permita sair da cidade. Ao contemplar as pinturas, eles, ao menos, imaginam que há portas de saída. De fato, não há nenhuma porta de saída. O que seria dessa gente sem a ilusão que lhes mantém acesa a esperança?

O senhor nunca pensou em sair da cidade?, indaga Nemo com voz conciliatória. Seus olhos estão bem abertos e a indignação aflora em sua pele em forma de suor.

Não, nunca pensei, responde conformado o balconista, como quem quer encerrar o assunto. E acrescenta: Desde pequeno aprendi que não há porta de saída. Ingressamos na cidade pelo ventre de nossas mães e aqui somos incinerados ao morrer. Ninguém pode deixar a cidade. Ela e o nosso destino coincidem. Aqui nascemos, aqui vivemos e aqui morreremos.

Nemo agora toma a iniciativa de colocar ponto final na conversa. Julga o seu interlocutor um imbecil como todos que se conformam e nunca buscam alternativas.

O vendedor interrompe o silêncio de Nemo: O senhor vai levar o material para fazer a escada? Sim, sim, reage Nemo ao despertar de suas reflexões. E também uma corda longa. Quanto lhe devo?

A senhora Inês, locadora de Nemo, cede-lhe o pátio da pensão para que possa construir a escada. Octogenária, a viúva de cabelos oxigenados já se acostumara ao que ela denominava "loucuras de Nemo". Quando ele ali se instalou, há cinco anos, a cada dia que retornava da rua trazia um pássaro preso em uma gaiola, entrava na quitinete, debruçava-se da janela com a gaiola nas mãos e abria a portinhola pelo prazer de libertar a ave.

Após observar no quartel de bombeiros como as escadas de incêndio se ampliam por meio do desencaixe de módulos, Nemo passa todas as manhãs entretido com a construção. A senhora Inês o observa curiosa e se admira que ele revele tanta habilidade no trato com a madeira. Ela só se dá conta de que seu inquilino faz uma escada de muitos degraus no dia em que ele começa a pregar os retângulos de madeira nas hastes laterais de apoio.

Me desculpe, senhor Nemo. O senhor está construindo uma escada? Ele revira o rosto para o lado esquerdo, sem largar os pregos e o martelo, e seus olhos claros refletem a luz do sol. Sim, dona Inês, faço uma escada. Vejo que será muito alta, devido à quantidade de degraus que o senhor recortou. Por que precisa de uma escada tão alta?

Nemo volta sua atenção aos pregos. Sim, dona Inês, pretendo chegar ao topo da muralha. Ao topo da muralha!?, assusta-se a locadora. E o que pretende com isso?, ela insiste. Observar o que há do outro lado, ele responde lacônico. Me desculpe, senhor Nemo. Mas do outro lado da muralha não há nada. Isso nos é ensinado desde pequenos. É inútil o senhor desperdiçar o seu tempo para construir uma escada, e ainda correr o risco de cair lá de cima da muralha. Se todos sabemos que não há nada do outro lado, por que tanto esforço?

Pronta a escada, Nemo atravessa a cidade arrastando-a com dificuldade, como quem carrega a própria cruz. Apoia-a entre duas colunas de sustentação da muralha, junto à falsa Porta Leste. Ao pisar o quinto degrau, escuta um apito agudo. Vira-se de costas e avista uma patrulha de policiais correndo em sua direção. Alto lá!, grita o que vem à frente ao retirar o apito da boca. Desça! Desça imediatamente!

Nemo obedece. De volta ao chão, indaga qual o problema? O problema, frisa o oficial, é que o senhor comete um ato de subversão. Ninguém está autorizado a subir até o topo da muralha. Por quê? O que há do outro lado que justifique tal proibição?

O oficial mexe as orelhas e ergue as sobrancelhas. Está visivelmente irritado. Como posso saber o que há do outro lado se é terminantemente proibido subir na muralha? Haja o que houver, não é do nosso interesse. Todos os habitantes da cidade devem respeitar os seus limites. Portanto, retire esta escada.

Nemo retira a escada e, em poucos minutos, os policiais fazem dela uma fogueira. Conduzem-no à delegacia. O delegado, um homem muito magro de cabelos engomados, indaga por que construir uma escada? Para subir ao topo da muralha. E o que pretendia o senhor fazer lá? Tenho curiosidade de saber o que há do outro lado. Ora, retruca o policial, não sabe que a curiosidade é um mau hábito? Nunca se deve espiar o alheio. Ainda mais em se tratando do que extrapola as fronteiras da cidade. Os limites da cidade, filosofa o delegado, são também os limites de nossos olhos e de nossa consciência. E devem ser respeitados.

Permita-me uma observação, senhor delegado, objeta Nemo. Que mal há em querer conhecer o que se encontra além dos limites da cidade? A ciência não evoluiu por buscar conhecer o desconhecido? Se a dúvida é o coração da ciência, a curiosidade é o impulso que a faz avançar.

Sim, quanto à ciência, estamos de acordo, pondera o policial. Mas não em se tratando dos limites da cidade. O senhor e todos os cidadãos são livres para andar por toda a cidade, mudar de domicílio, ocupar-se de diferentes maneiras. Só não é permitido deixar a cidade. Por isso não há portas e, se houvesse, jamais seriam abertas.

Então por que foram pintadas? Não poderiam ter evitado essa ilusão de ótica? De modo algum, reagiu a autoridade. Isso criaria uma sensação coletiva de claustrofobia. Causaria um efeito que anularia algo imprescindível à saúde psíquica dos cidadãos — a esperança. Havendo portas, ainda que virtuais, resta sempre a esperança de que um dia elas se tornem reais, possam ser abertas, e todos que quiserem sair o farão sem impedimento. Até mudarão de cidade. Mas nem sabemos se, além da nossa, existem outras cidades. Pessoalmente, acredito que não. E, caso existam, não podem ser melhores do que a nossa, onde todos vivem absolutamente seguros.

Nemo reflete alguns segundos e ousa dizer: Estamos seguros, mas não somos livres. O delegado fita-o estarrecido. Como não somos livres? E o que seria da liberdade sem a segurança? Se, em vez de obrigá-lo a descer da escada, eu tivesse ordenado aos policiais que apenas a retirassem e deixassem o senhor lá em cima, de que valeria a sua liberdade sem segurança? O senhor cairia lá do alto e morreria. É um erro imaginar uma liberdade que não esteja protegida pela segurança. A liberdade provoca calafrios. O seu melhor agasalho é a segurança. O senhor, como eu, somos livres em todo o perímetro da cidade. Podemos ir a qualquer lugar a qualquer hora. Para que abusar de nossa liberdade e abandonar a segurança que a cidade nos oferece? Imagina se, do outro lado da muralha, há um extenso deserto. O senhor teria que caminhar quilômetros movido pela expectativa de encontrar algo além de areia e mais areia. Lá pelas tantas, seria vencido pelo cansaço e pela desilusão. Talvez nem mais tivesse forças para regressar. Morreria de sede e fome sob o sol inclemente. Lamentaria ter dado as costas a esse lugar tão seguro.

E se houver outras cidades?, observa Nemo. Sim, como somos livres para pensar e imaginar, vamos admitir essa sua hipótese, senhor Nemo. Outras cidades. Possivelmente o abateriam como ameaça inimiga antes que o senhor se aproximasse. Ainda que, movidos pela curiosidade, o deixassem se aproximar, haveria a barreira da língua. Quem garante que entenderiam o nosso idioma e nós o deles? Suponhamos que o acolhessem com espírito hospitaleiro. De que valeria viver em uma cidade cujos costumes são diferentes dos nossos?

Nemo não manifesta o seu acordo às ponderações do delegado. Insiste em objetá-lo: Senhor, será que fica descartada a hipótese de a população da cidade vizinha viver de portas escancaradas ou até mesmo sem muralha, e desfrutar de um grau de bem-estar muito superior ao nosso? Ora, senhor Nemo, isso é impossível. Absolutamente impossível. Tal quimera não resiste ao mais elementar raciocínio. Viver sem muralhas é arriscar-se a uma liberdade sem segurança. Isso, como frisei, é no mínimo insensato. E sabemos que em nenhuma outra cidade pode haver mais bem-estar do que na nossa. Aqui as leis do mercado funcionam perfeitamente bem. Estão de tal modo afinadas que pouco precisamos de Estado, cuja função é arbitrar possíveis litígios.

Nemo não gosta do que ouve. Senhor delegado, como pode afirmar que as leis do mercado funcionam perfeitamente se há tantos cidadãos que vagam por nossas ruas sem teto, trabalho e pão? Ora, meu caro Nemo, as leis do mercado são lógicas, e não ilógicas como os milagres. Se há pobres entre a nossa população isso não significa que o mercado fracassa. Significa apenas que o mercado, em sua plena liberdade, sem as algemas que atam as suas mãos ao Estado, ainda não evoluiu satisfatoriamente a ponto de assegurar a cada um os seus direitos básicos. Na verdade, o mercado funciona positivamente ao incentivar alguns cidadãos a amealharem grandes fortunas. O mercado cumpre o seu papel: gera ricos. O problema não reside, pois, no mercado, e sim nesses cidadãos que se mantêm indiferentes à miséria alheia. Fossem eles generosos, poderiam dar aos pobres uma parcela do que lhes é supérfluo. Em si, o mercado é perfeito. Imperfeito e ingrato é o coração humano que não se compadece com a sorte do próximo.

Nesse caso, pondera Nemo, o senhor não concorda que caberia ao Estado obrigar tais cidadãos afortunados a terem suas rendas limitadas e pagarem mais impostos? De modo algum, retruca o policial. Isso seria um atentado à livre iniciativa. Esses afortunados souberam semear seus recursos e colher cem por um. Merecem o ganho obtido. Caso o Estado se intrometa em seus negócios e ponha limites às suas fortunas, tal ingerência desestimulará os novos investidores.

Após ser liberado pela autoridade policial, Nemo comparece à conferência do professor Pangloss. Alto, corpulento, com óculos de aros redondos que lhe ocupam metade do rosto, o professor é catedrático de Liberdade na universidade local. Nemo está vivamente interessado no tema, sobretudo por se sentir privado de liberdade e confinado aos muros da cidade.

A liberdade é a pedra angular da democracia, enfatiza Pangloss ao iniciar a preleção. Se não há liberdade, não há democracia. A liberdade é o valor supremo, acima da vida. E aqui em nossa cidade temos o orgulho de desfrutar de plena liberdade. Vejam os supermercados: quantos variados produtos à nossa livre escolha! Um mesmo tipo de produto possui enorme variedade de sabores e texturas. Tomemos o exemplo do café. Não se impõe à população uma só marca. Há pelo menos trinta diferentes. Assim, todos somos livres para escolher a marca A ou M. Isso vale para sabonetes, geladeiras e televisores. Liberdade que rechaça a unanimidade e valoriza a diversidade. Liberdade que fortalece a nossa cidadania ao nos estimular, a cada momento, a fazer opções. Ninguém impõe ao cidadão livre um único modelo de computador. Há diferentes modelos em oferta, e cabe ao consumidor, no exercício de sua plena liberdade, escolher o que mais lhe convém. A preferência é um predicado da liberdade de escolha e opinião. Viva a liberdade! Vivaaaaaaa!, grita uníssono o público.

Todos ali parecem muito satisfeitos com o que ouvem. Com meneios de cabeça manifestam aprovação às ideias do professor Pangloss. O único que mantém o cenho contrariado é Nemo. A vibração do público não o atinge.

À saída da conferência ele compra o livro do conferencista, *Liberdade e escolha*. Coloca-se no fim da fila de autógrafos na expectativa de poder fazer-lhe uma consulta.

Doutor, apreciei o seu discurso, mas, se não lhe sou impertinente, gostaria de fazer uma pergunta. Pangloss sorri mostrando os dentes alvos e fortes, como se a sua boca tivesse sido moldada por uma agência de publicidade. Guarda aquela aparência de executivo que dá a impressão de ter saído do banho há cinco minutos. Sua elegância é impecável.

Pois não, em que posso ser-lhe útil? Nemo pigarreia como a buscar coragem de se exprimir: O senhor enfatizou que, aqui na cidade, somos todos livres porque, dos sabonetes aos políticos, temos escolhas. Há, porém, um ponto que me intriga. Por que somos impedidos de deixar a cidade? Por que não podemos sequer olhar do alto da muralha o que há do outro lado? Esse impedimento não é uma violação de nossa liberdade?

De modo algum, meu caro. Na vida, tudo tem limites, inclusive a própria vida. Sem limites a liberdade se transforma em anarquia e abuso. Por que sair da cidade se aqui vivemos tão bem? Nem todos, ressalta Nemo. Enquanto o senhor falava, fiquei pensando nos moradores da Vila do Carvão, que nem sequer podem escolher um sabonete, pois não dispõem de dinheiro para comprá-lo. Veja bem, frisa Pangloss, poder escolher eles podem. Não o fazem por falta de dinheiro, e não por falta de liberdade. Se você não tem olhos, não pode escolher uma camisa azul entre outras de diferentes cores. Assim, a falta de dinheiro restringe a liberdade de escolha, mas não a liberdade em si. Toda aquela gente é naturalmente livre para encetar empreendimentos e livrar-se da pobreza em que vive.

Dois dias depois, Nemo é preso. Ao chegar algemado à delegacia, indaga por que o aprisionam. O delegado fica de pé atrás da escrivaninha, retira um cigarro da cigarreira dourada, acende-o, dá uma forte tragada, exala a fumaça pelo nariz enquanto responde: O senhor pode andar solto por aí, mas seu pensamento não. E como não podemos separar a sua cabeça do corpo, a Justiça decidiu encarcerá-lo.

Domingo, 22 de março de 2020 — 5º dia

Alice me ligou hoje cedo. Desesperada. Contou que Paulo, seu marido, não suporta mais ficar trancado em casa por causa da pandemia de Covid-19. Ameaça sair para espairecer um pouco. A aflição dela não se deve apenas à recomendação científica que reitera "fique em casa". Paulo é hipertenso e há três anos uma forte gripe resultou-lhe em pneumonia. Qualquer saída à rua pode lhe ser fatal.

Falei com Paulo. Queixoso, disse que cansou de ficar trancado em casa, preso à TV e à internet. Sugeri ler um bom livro. "Ora, você sempre soube que não sou de ler. Nem mesmo os livros que você me presenteia", reagiu sincero.

Creio não ter conseguido convencê-lo a respeitar a quarentena.

Segunda, 23 de março de 2020 — 6º dia

Paulo, estive recluso sob a ditadura militar. Nos quatro anos de prisão trancaram-me em celas solitárias nos DOPS[3] de Porto Alegre e da capital paulista, e também no estado de São Paulo, no quartel-general da PM,[4] no Batalhão da ROTA,[5] na Penitenciária do Estado, no Carandiru e na Penitenciária de Presidente Venceslau.

Compartilho, portanto, 10 dicas para suportar melhor esse período de reclusão forçada pela pandemia:

1. Mantenha corpo e cabeça juntos. Estar com o corpo confinado em casa e a mente focada lá fora pode causar depressão.

2. Crie rotina. Não fique de pijama o dia todo, como se estivesse doente. Imponha-se uma agenda de atividades: exercícios físicos, em especial aeróbicos (para estimular o aparelho respiratório), ler, arrumar armários, limpar cômodos, cozinhar, pesquisar na internet etc.

3. Não fique o dia todo diante da TV ou do computador. Diversifique as ocupações. Não banque o passageiro que permanece o dia todo na estação sem a menor ideia do horário do trem.

4. Use o telefone para falar com parentes e amigos, em especial com os mais velhos, os vulneráveis e os que vivem sozinhos. Entretê-los fará bem a eles e a você.

---

[3] Departamento de Ordem Política e Social.
[4] Polícia Militar.
[5] Rondas Ostensivas Tobias de Aguiar — tropa do comando da PM de São Paulo.

5. Dedique-se a um trabalho manual: consertar equipamentos, montar quebra-cabeças, costurar, cozinhar etc.

6. Ocupe-se com jogos. Se está em companhia de outras pessoas, estabeleçam um período do dia para jogar xadrez, damas, baralho etc.

7. Escreva um diário da quarentena. Ainda que sem nenhuma intenção de que outros leiam, faça-o para si mesmo. Colocar no papel ou no computador ideias e sentimentos é profundamente terapêutico.

8. Se há crianças ou outros adultos em casa, divida com eles as tarefas domésticas. Estabeleça um programa de atividades, com momentos de convívio e momentos de cada um ficar na sua.

9. Medite. Ainda que você não seja religioso, aprenda a meditar, pois isso esvazia a mente, retém a imaginação, evita ansiedade e alivia tensões. Dedique ao menos 30 minutos do dia à meditação.

10. Não se convença de que a pandemia cessará logo ou durará tantos meses. Aja como se o período de reclusão vai durar muito tempo. Na prisão, nada pior do que advogado que garante ao cliente que ele recuperará a liberdade dentro de dois ou três meses. Isso desencadeia uma expectativa desgastante. Assim, prepare-se para uma longa viagem dentro da própria casa.

Terça, 24 de março de 2020 — 7º dia

Diante desse mundo tão repleto de injustiças e violências, qual será a ótica de Deus? Sim, alguém pode objetar que a ótica divina já está gravada nos livros sagrados. Porém, com que óculos lê-los para ter certeza de que a minha interpretação não corre risco de adulteração?

Uma coisa é certa: os óculos do coração não costumam embaçar. Mas já reparou como é fácil esquecê-los por aí?

Quarta, 25 de março de 2020 — 8º dia

Por quem os sinos dobram? Pela tristeza de não falarmos a língua dos anjos.

O dualismo indo-europeu nos instiga à luta contra a escravidão do corpo. O pássaro insiste em deixar a gaiola. A carne torna-se objeto da maldição divina. Como se uma parte de nosso ser fosse não ser; de nossa saúde, estivesse enferma; de nossa felicidade, trouxesse a morte.

Não é o corpo que tememos, mas a sua inexorável exigência de encarnação. Tememos a matéria-prima de todo compromisso: a corporalidade. O beijo que suscita a sede, o olhar que desperta sonhos, o abraço que funda projetos, o desejo que acorda a louca da casa. Tememos ser-no-mundo.

Tememos, não a carne seduzida pelo pecado, mas o fato de todo compromisso ser feito de carne. Encarnação. Pecador, falho e fátuo, não exalto minha suposta onipotência autocanonizante.

Fugir do compromisso é negar o dogma fundamental, assombrosamente materialista: a ressurreição da carne! Por que ressuscitá-la se tantos querem matá-la? Carne não é carga. É sacramento que se come e bebe. Deus transpira nos poros dos amantes, na física imponderável do Universo, no sangue e na bílis, na pedra e na poesia, no que se sabe e no que jamais se saberá.

O espírito baila ao som de harpas sobre nuvens eternas, etéreas, éter... Ó doce ilusão num deus que nos esconde de nós mesmos!

Quinta, 26 de março de 2020 — 9º dia

No mercado das crendices, há deuses para todos os gostos: deus-tapa-olho, deus-tapa-ouvidos, deus-juiz, deus-policial, deus-terrorista, deus-vampiro, deus-pronto-socorro, deus-antiDeus. Há inclusive o deus dos que se julgam proprietários privados de Deus.

Sexta, 27 de março de 2020 — 10º dia

Mística: primeiro, a palavra. Em seguida, o gesto. Enfim, o silêncio absorvente, vertigem de mistério e gozo.

Sábado, 28 de março de 2020 — 11º dia

Noite de Natal em casa de Vera e Zelito Viana, no Cosme Velho, Rio. Meu confrade, frei Hilton Japiassu, presidia a celebração. Entre os presentes, Darcy Ribeiro, que não relutou em aceitar a comunhão eucarística.

— Pensei que você fosse ateu — comentei ao final.

— E sou! — asseverou o célebre antropólogo. — Mas aprendi com os índios a participar de seus rituais.

— Quer dizer que não acredita em Deus? — indaguei.

— Betto, se Deus existisse seria eu — disse, irônico, caçoando do próprio narcisismo.

Domingo, 29 de março de 2020 — 12º dia

Alice me ligou após o almoço. Paulo decidiu quebrar a quarentena, embora São Paulo seja a cidade brasileira de maior número de infectados pela pandemia. Saiu sem dizer aonde iria. Ela tentou monitorá-lo pelo telefone, mas ele desligou o celular.

Segunda, 30 de março de 2020 — 13º dia

O telefone soou às cinco da manhã. Alice aos prantos. Paulo retornou ao apartamento há poucos minutos. Bêbado.

"Onde ele foi, criatura?", indaguei. Disse que, ao andar pela Vila Madalena, foi abordado por um sujeito que perguntou se ele estava a fim de tomar umas e outras num boteco. Quando objetou que estaria tudo fechado, o sujeito apontou uma portinha ao lado de um bar. Ao entrar por ali, encontrou umas tantas pessoas cervejando em torno da mesa de sinuca. Passou lá a tarde e a noite bebendo e entregue ao carteado.

Terça, 31 de março de 2020 — 14º dia

Em agosto de 1984, monsenhor Calderón, bispo de Puno, no sul do Peru, me convidou para pregar o retiro da comunidade de sua diocese. Certa manhã, saímos para dar um passeio. Tomamos a estrada que circunda o lago Titicaca e une o Peru à Bolívia.

Naquele inverno, o cenário era de forte contraste entre o azul que se espalhava pelo céu e inundava o lago, e a vegetação insípida, sem árvores e repleta de pedras. O solo árido, coberto de musgo amarelado, lembrava a mesma natureza despojada que, anos atrás, encontrei na região espanhola de Castela.

Perguntei a monsenhor Calderón se não havia cogitado fundar uma comunidade contemplativa às margens do Titicaca, pois tudo ali convidava à oração, à intimidade com Deus e à comunhão com a natureza. Os aymaras, que predominam naquela região, são espiritualizados por índole. Amam a vida de modo especial. As crianças, inúmeras, esbanjavam alegria. Encontrei meninos e meninas de cinco anos pastoreando cordeiros, alpacas e porcos.

Durante o passeio, paramos para conversar com camponeses e indígenas. Um mutirão se empenhava em abrir uma estrada para ligar sua comunidade ao lago. As mulheres, com pás e picaretas, cavavam vigorosamente. A mulher aymara jamais fica em casa. Sai para trabalhar com o marido. Possui extrema habilidade com as mãos. Por toda parte eram encontradas tecendo lã ou alpaca, movendo com agilidade os dedos que se entrecruzavam com agulhas e fios. Mesmo na miséria, o aymara jamais pede esmolas, por questão de caráter. Faz algum artesanato para vender. Também não abre mão de sua dignidade diante de outra pessoa, ainda que esta lhe seja socialmente superior.

Passamos por Juliaca, a Roma do altiplano, embelezada por suas igrejas e colinas. Construídas no século XVII como cópias de basílicas romanas, os templos estão revestidos de ouro e prata e exibem em suas pedras a arte de talhas rendilhadas. No lugar de vidros, uma pedra da região de Cuzco, cuja propriedade mais interessante é ser transparente à luz. Por dentro dos templos, belíssimas pinturas da escola cuzquenha.

Na via-sacra da igreja de San Pedro Verona destacavam-se, entre suas cores vivas, o vermelho e o azul-escuro em figuras múltiplas. Nada a dever às obras de El Greco na catedral de Toledo.

Atravessamos La Lleva, povoado que concentrava o comércio clandestino da folha de coca para o preparo de cocaína. A folha é imprescindível à população do altiplano. A cerca de quatro mil metros de altitude, mascá-la dilata as artérias, facilita a respiração, reduz o cansaço e a fome.

A produção e a comercialização da planta eram controladas pelo governo. Porém, havia nas selvas do Peru grandes plantações clandestinas. No sistema de formigas, as folhas viajavam em pequenas quantidades até La Lleva, também conhecida por "Londres", localidade à beira do Titicaca, cuja maioria da população vivia do preparo e da venda de cocaína.

Contaram-me que os habitantes não consumiam, havia raros viciados entre eles. Nas poucas vezes que a polícia conseguiu entrar em "Londres", encontrou laboratórios subterrâneos com sofisticados equipamentos para o preparo da droga. Aliás, a população não permitia que carros, caminhões e ônibus entrassem na cidade, exceto motos. Tal artimanha facilitava o controle de quem chegasse, e impedia que veículos pesados ameaçassem desabar o teto das instalações subterrâneas.

Monsenhor Calderón disse que um oficial encarregado de fechar "Londres", e prender inclusive mulheres e crianças, foi dialogar com os chefes do tráfico. Eles propuseram, em troca do direito de fabricarem o "pó de anjo", pagarem a dívida externa do Peru... Com o que produziam mantinham filhos estudando nos EUA, na Europa e no Brasil. Contudo, não lograram evitar a invasão do povoado. Não houve repressão generalizada. Apenas prenderam os supostos cabeças que, pouco depois, estavam de volta àquela península sobre o Titicaca.

Após uma semana, encerrei o retiro espiritual em um auditório envidraçado às margens do Titicaca. Havia um grupo de aymaras que viera de um povoado andino localizado a cinco mil metros de altitude. Guardavam reserva em relação aos demais participantes. Não falavam senão entre si. No refeitório, ocupavam a mesma mesa, sem se misturar com os demais. Olhavam-me a distância.

No início, tentei integrá-los, solicitando exemplos de suas vidas para ilustrar minhas pregações. Em vão. Os aymaras são contidos até nos gestos de carinho: não se beijam em público e nunca abraçam um estranho, nem mesmo para a saudação de paz em celebração litúrgica.

No dia da despedida, adotei a dinâmica de perguntas e respostas para avaliar o retiro. Cada participante escreveu em uma tira de papel uma pergunta concernente aos nossos dias de oração e reflexão. As tiras foram dobradas e misturadas numa caixa. Em seguida, cada um retirou uma. A pessoa lia a pergunta que lhe tocou por sorteio e respondia. Quem escreveu a pergunta então se identificava, lia a que lhe coube e respondia. Assim sucessivamente.

Uma aymara se levantou e leu a pergunta que lhe tocou: "Qual tema lhe pareceu mais importante nesse retiro?" Permaneceu de pé, calada. Fez-se longo silêncio. Um silêncio prolongado e perturbador para o ritmo mental e oral dos não indígenas ali presentes. A indígena, de pé entre cinquenta pessoas presentes, exibia, entre padres e freiras, seu vestido colorido, o rosto moreno queimado pelo sol e pelo frio, as longas tranças negras estendidas nas costas. O coordenador do retiro me fitava como a insinuar que eu deveria apressá-la. Decidi intimamente: ou ela falava ou se sentava, caso contrário ficaríamos ali um século.

Não a apressei. Dez minutos depois, infinitos dez minutos de atenções suspensas, ela disse:

— O que mais gostei foi o tema da oração.

Ao final, monsenhor Calderón me felicitou por haver tido a paciência de esperar a fala da mulher:

— Os aymaras dão enorme valor à palavra e, por isso, refletem muito antes de pronunciá-la — esclareceu o bispo.

Quarta, 1º de abril de 2020 — 15º dia

Hoje o Ministério da Saúde anunciou que são 6.834 as pessoas infectadas pela Covid-19 no Brasil.

Quinta, 2 de abril de 2020 — 16º dia

O psicoterapeuta Viktor E. Frankl, que esteve preso em Auschwitz, descreve em seu clássico *O homem em busca de sen-*

tido como os prisioneiros de campos de concentração reagiram ansiosos após a libertação. Comiam em excesso, falavam sem parar, como se quisessem compensar em poucas semanas os anos de penúria e sofrimento.

Experimentei algo semelhante após quatro anos de prisão sob a ditadura militar. Ao deixar a Penitenciária de Presidente Venceslau (SP), em fins de 1973, busquei compensar a insipidez do meu paladar ávido e saborear o que me havia sido impossível ao longo daqueles anos: sorvetes, doces, sucos, e todos os quitutes e quitandas da culinária mineira.

Acredito que acontece algo parecido com quem passa dias em quarentena, trancado em casa, sobretudo jovens. Buscam, numa noite, compensar toda a privação a que se viram obrigados pelo risco de contrair o novo coronavírus. É compreensível essa aflição de sair à rua, reencontrar os amigos, retornar ao "velho normal".

Há, porém, um senão: o número de infectados e mortos pela Covid-19 continua a multiplicar. Em países que precipitaram a flexibilização o índice de contaminação aumentou.

Esse efeito sanfona (abre e fecha de bares e restaurantes) é de responsabilidade dos prefeitos e governadores. Essa obsessão de flexibilizar antes do tempo para tentar salvar a economia, ainda que milhares de vidas sejam sacrificadas, é crime de lesa-humanidade. Primeiro, porque não há economia que funcione sem empregados. Ainda que os patrões estejam bem protegidos em suas redomas de luxo, frigoríficos, fábricas, restaurantes e lojas dependem do trabalho de assalariados vulneráveis. Portanto, abrir antes do momento seguro é dar um tiro no pé.

A economia pode voltar a girar, mas o risco de contaminação perdura, o que pode comprometer os investimentos feitos por proprietários de lojas, bares e restaurantes no "novo normal". As medidas protocolares exigidas, como distanciamento pessoal, uso de máscara, álcool em gel, menos mesas etc. representam gastos extras para quem sobreviver a esta outra pandemia — as falências em série.

Será que vale mesmo a pena entrar nessa dança ritmada pelo efeito sanfona?

Sexta, 3 de abril de 2020 — 17º dia

Fui ao encontro de Dom Karl Josep Romer, bispo-auxiliar do cardeal Eugênio Sales, do Rio, em 23 de janeiro de 1984. O prelado recebeu-me por uma hora no edifício João Paulo II, no bairro da Glória.

Trocadas as gentilezas, declarou que havia dois pontos a abordar comigo em nome dos bispos-auxiliares do Rio e do cardeal Sales. Antes de tratar da palestra que, em agosto do ano anterior, eu fizera no Colégio São Vicente de Paulo — que resultou na expulsão de professores e deu ensejo a uma troca de cartas entre ele e frei Mateus Rocha, meu superior —, queria manifestar o seu desgosto pela série de artigos sobre a vida religiosa que eu publicara na revista *Grande Sinal*. Disse que eram bem escritos, sinceros, revelavam a minha mística natural, mas continham afirmações imprecisas em se tratando de publicação destinada quase exclusivamente a religiosas. Confessou ter ficado irado com o que eu escrevera. Muitas religiosas se sentiram confusas e uma delas, jovem, perguntou-lhe, na PUC,[6] o que significava certo trecho (que não apontou em nosso diálogo). Ele devolvera a pergunta à freira para confirmar a confusão que eu semeara. Lembrava-se especialmente de que eu me referia ao amor "sem distinguir o amor carnal do amor virginal".

Acrescentou que criticara meus artigos em uma reunião na PUC. Meu primo, o jesuíta João Batista Libanio, que estava presente, reagiu e lhe disse ser necessário precisar o contexto epistemológico no qual eu me colocara e, em seguida, retirou-se.

Expliquei-lhe que minha intenção fora expressar sinceramente o que penso da vida religiosa e se ele não concordara, por que não me escrevera? Eu poderia ter-lhe respondido ou escrito novo artigo corrigindo eventuais imprecisões.

Por fim, entrou no tema de minhas palestras. Enfatizou ser um pedido do colégio episcopal carioca: eu não mais proferir conferências no Rio. Contei-lhe que eu lera as cartas que

---

6 Pontifícia Universidade Católica.

ele remetera a frei Mateus Rocha e não entendera a afirmação de que, no Rio, não tenho "uso de ordens", já que não sou sacerdote. Dom Romer admitiu o uso indevido da expressão. Perguntei-lhe o que significava exatamente o segundo ponto da carta, na qual solicitava eu não interferir na atividade pastoral do Rio. Ainda que não proferisse palestras ali, meus livros eram vendidos nas livrarias da cidade e meus artigos publicados em jornais e revistas com os quais colaborava — e essas publicações tinham muito maior alcance do que as quinhentas pessoas que se encontravam no auditório do Colégio São Vicente de Paulo.

Ele concordou, disse não ser possível "evitar as publicações", mas fazia questão que eu observasse o pedido de não interferir na linha da arquidiocese. Insisti para que fosse mais claro: ir ao Rio era interferir na linha da arquidiocese? Retrucou que não, caso se tratasse, por exemplo, de uma ida ao dentista. Fazer uma palestra era interferência? Não se eu falasse sobre uma nova estrela recentemente descoberta.[7] E se falasse sobre temas de minha área de trabalho, como educação popular ou a relação entre fé e política? Isto sim, disse ele, é considerado interferência, pois ao falar de fé e política eu estaria emitindo opiniões pastorais e fazendo anúncio do Evangelho.

---

7 Eu havia publicado há pouco *A obra do artista — uma visão holística do Universo* (José Olympio), que aborda temas de cosmologia e astrofísica.

O bispo observou que considerava a minha literatura sociopolítica e não teológica. Esclareci que a minha posição política é, em primeiro lugar, decorrência de minha fé. E decidira dedicar minha vida a lutar pelos direitos humanos, incluídos a liberdade de consciência e de expressão, e já pagara, nos dois períodos de prisão,[8] um preço muito alto por isso. Portanto, não via como retroceder.

De modo gentil, frisei que não poderia sair daquela sala sem dizer a ele o que sinceramente pensava — se luto pela liberdade de expressão na sociedade, não posso aceitar censura da Igreja, mormente se não profiro heresias, a menos que me provem o contrário. Por outro lado, são instituições católicas, como o Colégio São Vicente de Paulo, que me convidavam a falar no Rio. Eu não me oferecia.

Ele ponderou que uma coisa é o direito civil e, outra o eclesiástico. Na Igreja não se pode falar de liberdade de expressão do mesmo modo que na sociedade. O bispo é o responsável pela linha pastoral e, como autoridade, tem o direito de impedir o que possa confundir os fiéis ou contrariar a orientação pastoral local.

Esclareci que não era minha intenção falar contra a arquidiocese do Rio ou interferir na pastoral local, mas apenas pre-

---

8 Fui preso pela ditadura militar, pela primeira vez, em julho de 1964, por 15 dias e, mais tarde, de novembro de 1969 a outubro de 1973.

servar o direito de emitir opiniões decorrentes de minha vida de fé.

Dom Romer, sempre lembrando que a Igreja atravessava um período de grande sofrimento, disse que o pedido feito a mim era uma exigência do colégio episcopal do Rio. Pedi-lhe, então, que em carta ao meu superior definisse melhor os termos dessa exigência e seus limites. Ficou de fazê-lo, agradeceu a minha disposição ao diálogo e me despediu em paz. Nunca soube se a carta foi enviada. E continuei a proferir palestras no Rio.

Sábado, 4 de abril de 2020 — 18º dia

Jung conta que em visita a uma tribo do Monte Elgon, na fronteira entre Quênia e Uganda, indagou aos indígenas se eles sonhavam. Responderam que não, isso era privilégio do chefe da tribo e do curandeiro. Ao conversar com este último, soube que ele também não tinha mais sonhos, tornados desnecessários devido à presença do comissário do distrito:

— Depois que os ingleses chegaram ao país não temos mais sonhos — disse o curandeiro. — O comissário sabe tudo a respeito das guerras, das enfermidades e onde devemos viver.

O comissário sabe muito pouco. Ignora o alcance dessa pandemia e a data em que findará. Talvez seja por isso que, mesmo sem ser chefe de tribo ou curandeiro, tenho sonhado como nunca.[9]

Domingo, 5 de abril de 2020 — 19º dia

O olhar sequestra quando se faz do outro espelho. Evasiva autocontemplação.
Ver o outro é perder-me para que ele me ache.

Segunda, 6 de abril de 2020 — 20º dia

Seu Vitório, mestre de obras, trabalhava na construção de um prédio vizinho à minha casa, em Minas. Adolescente, perguntei-lhe se acreditava em Deus. "Moço, navego em dúvidas. Certeza mesmo, carrego apenas uma: não há respostas que façam calar minhas interrogações."

Seu Vitório, já falecido, talvez se sentisse incomodado no Brasil atual, marcado a ferro e fogo pelo maniqueísmo. Parece não haver meio-termo. Ou se é a favor ou se é contra. Pobre de quem pondera que há qualquer coisa de bonito no feio e há feiura em tanta beleza.

---

9   O encontro de Jung com a tribo no Monte Elgon, na África, é descrito in *Psicologia da religião ocidental e oriental*. Petrópolis, Vozes, 2ª ed., 1983, p. 14.

No conflito entre prós e contras, os corações se armam. Oh, quem dera poder suprimir o erre da terceira pessoa do plural do indicativo deste verbo e escrever: se amam.

Em uma mesma família, a harmonia é quebrada porque um simples suspiro de cansaço é visto como expressão de desprezo... O problema nem reside na diferença de concepções políticas. Situa-se na dificuldade de manter controle sobre as próprias emoções. Pudessem as pessoas ser capazes disso, haveria menos necessidade de terapia e, nas esquinas, mais livrarias que farmácias.

A emoção é a estranha voz que ressoa dentro de nós e entorpece a razão. Não costuma mandar aviso prévio. É um estopim sempre encharcado de álcool. Basta uma palavra soar inconveniente para acendê-lo e fazer explodir.

Quando acontece, a irrupção emocional transforma a pessoa. É como se um monstro adormecido despertasse nas entranhas. Não se consegue dominá-lo. É altamente vulnerável. Basta a aproximação de quem pensa diferente para o monstro arreganhar os dentes, exibir as garras afiadas e armar o bote. A uma única palavra de desacordo o estopim se incendeia, o equilíbrio se estilhaça e o monstro surge armado de agressividade, vestido com a couraça do menosprezo, da rejeição e do anátema.

Assim, inverte-se a oração de São Francisco: onde havia paz, eis a guerra; onde havia amor, irrompe o ódio... pois é agredindo que a pessoa, tomada por forte emoção, se defende.

Vale a pena, se a vida é tão pequena? A acidez que corrói a alma haverá de mudar o ritmo de rotação da Terra ou, ao menos, promover a reforma política dos sonhos?

Como domesticar as emoções? A razão não consegue. Ela é uma sentença acadêmica comparada à estrofe de um poema do Drummond. Há que buscar outro recurso. Talvez a oração, que nos alça à transcendência e, assim, ensina a relativizar o que foi indevidamente absolutizado. Ou a meditação, que favorece o distanciamento frente ao leque de opiniões que se abre à nossa frente.

"Não tente convencer ninguém", aconselhava seu Vitório. "É como querer derrubar árvore com sopro. Mas defenda os seus princípios, que são como raiz — tão frágil e, no entanto, sustenta com firmeza os mais frondosos carvalhos."

Terça, 7 de abril de 2020 — 21º dia

Doença da moda é a agorafobia — medo de lugares públicos. Teme-se que a praça esconda ladrões atrás das árvores, fantasmas desfilem pelas ruas à noite e crianças pedintes se transformem em perigosos assaltantes ao se aproximar do carro. Cresce o número de pessoas que preferem não sair à noite, jamais usam joias e entram em pânico se alguém se dirige a elas para perguntar onde fica tal avenida. O homem é, enfim, o lobo do homem.

De onde procede tanto medo? Da sociedade que nos abriga, marcada por abissal desigualdade. Se não somos iguais em direitos e nas mínimas condições de vida, por que se espantar com reações diferentes? Como exigir polidez de um homem que sente na pele a discriminação racial e, na pobreza, a social? Como esperar um sorriso da criança que, no barraco em que mora, vê o pai desempregado descarregar a bebedeira na surra que dá na mulher? A discriminação humilha, e a humilhação gera ressentimento, amargura e revolta. Cada pessoa relegada à pobreza é uma bomba de efeito retardado. A TV acabou com aquele tipo de pobre abnegado que, na minha infância, passava de casa em casa recolhendo alimentos e roupas usadas. Agora, todos são indistintamente atingidos pelo mesmo — e poderoso — apelo de consumo, que nos quer hedonistas, consumistas e narcisistas.

Nenhum animal tem prazer em fazer sofrer o seu semelhante. Exceto os bichos homem e mulher. Justamente porque a elite que manda neste país nos impõe a dessemelhança. O objetivo é o lucro, e não uma nação saudável, culta e soberana. O que importa é especular, e não produzir. Emprego vira loteria e salário, esmola.

"Quem vive sob o domínio do medo nunca será livre", dizia Horácio. O contrário do medo não é a coragem, é a fé. Não apenas religiosa, mas cívica, política, utópica. Acreditar que o futuro pode ser melhor e diferente. Do contrário, teremos de dar razão a Machado de Assis, que preferiu não deixar à posteridade o legado de nossa miséria.

Quarta, 8 de abril de 2020 – 22º dia

Somos todos pós-modernos? A resposta é sim se comungamos essa angústia, essa frustração frente aos sonhos idílicos da modernidade. Quem diria que a revolução russa terminaria em *gulags*; a chinesa, em capitalismo de Estado; e tantos partidos de esquerda assumiriam o poder como o violinista que pega o instrumento com a esquerda e toca com a direita?

Nenhum sistema filosófico resiste, hoje, à mercantilização da sociedade: a arte virou moda; a moda, improviso; o improviso, esperteza. As transgressões já não são exceções, e sim regras. O avanço da tecnologia, da informatização, da robótica, a googletarização da cultura, a telecelularização das relações humanas, a banalização da violência, são fatores que nos mergulham em atitudes e formas de pensar pessimistas e provocadoras, anárquicas e conservadoras.

Na pós-modernidade, o sistemático cede lugar ao fragmentário, o homogêneo ao plural, a teoria ao experimental. A razão delira, fantasia-se de cínica, baila ao ritmo dos jogos de linguagem. Nesse mar revolto, muitos se apegam às "irracionalidades" do passado, à religiosidade sem teologia, à xenofobia, ao consumismo desenfreado, às emoções sem perspectivas.

Para os pós-modernos, a história findou, o lazer se reduz ao hedonismo, a filosofia a um conjunto de perguntas sem respostas. O que importa é a novidade. Já não se percebe a distinção entre urgente e importante, acidental e essencial, valores e oportunidades, efêmero e permanente.

A estética se faz exibicionismo; importa o adorno, a moldura, e não a profundidade ou o conteúdo. O pós-moderno é refém da exteriorização e dos estereótipos. O agora é mais importante que o depois.

Para o pós-moderno, a razão vira racionalização; já não há pensamento crítico, ele prefere, neste mundo conflitivo, ser espectador e não protagonista, observador e não participante, público e não ator.

O pós-moderno duvida de tudo. É cartesianamente ortodoxo. Por isso não crê em algo ou alguém. Distancia-se da razão crítica criticando-a. Como a serpente Uroboros, ele morde a própria cauda. E se refugia no individualismo narcísico. Basta-se a si mesmo, indiferente à dimensão social da existência.

O pós-moderno tudo desconstrói. Seus postulados são ambíguos, desprovidos de raízes, invertebrados, sensitivos e apáticos. Ao jornalismo, prefere o shownalismo.

O discurso pós-moderno é labiríntico, descarta paradigmas e grandes narrativas, e em sua bagagem cultural coloca no mesmo patamar gênios da arte e iniciantes sem talentos.

O pós-modernismo não tem memória, abomina o ritual, o litúrgico, o mistério. Como considera toda paixão inútil, nem ri nem chora. Não há amor, há empatias. Sua visão de mundo deriva de cada subjetividade.

A ética da pós-modernidade detesta princípios universais. É a ética de ocasião, oportunidade, conveniência. Camaleônica, adapta-se a cada situação.

A pós-modernidade transforma a realidade em ficção e nos remete à caverna de Platão, onde nossas sombras têm mais importância que o nosso ser, e as nossas imagens que a existência real.

Quinta, 9 de abril de 2020 — 23º dia

Hoje o número de mortos pela Covid-19 em todo o mundo chegou a 100 mil.

Sexta, 10 de abril de 2020 — 24º dia

Alice me avisou que Paulo foi internado esta manhã no Hospital Emílio Ribas, com suspeita de Covid-19. Tossia muito, sentia falta de ar e tinha febre de quarenta graus.

Sábado, 11 de abril de 2020 — 25º dia

A ética de Aristóteles ensina que há três tipos de pessoas: as que identificam felicidade com prazer; as que identificam felicidade com honra; e as que identificam felicidade com sabedoria.

As primeiras "mostram alma de escravos e vivem como bestas". As segundas se dedicam à política. As terceiras vivem de acordo com a inteligência e conhecem o amor.

Domingo de Páscoa, 12 de abril de 2020 — 26º dia

Quem ainda brinca como criança no domingo de Páscoa e esconde ovos de chocolate no jardim? Resta em nós a perene idade da inocência. A ternura denuncia a veracidade do amor, sublinha Milan Kundera. Recôndito no qual evocamos, nostálgicos, as missas de domingo, as procissões com andores cercados de velas, o toque salvífico da água benta, o silêncio acolhedor de igrejas que o gótico não teve vergonha de desenhar como vulvas estilizadas.

Jesus ressuscitou! — celebra esta festa de aleluias. Ainda que a razão não alcance a dimensão do fato pascal, a intuição capta essa crise da modernidade a nos induzir a um mundo sem mistérios e enigmas. Mundo sombrio, onde os mortos se sobrepõem aos vivos.

Até o advento do Iluminismo, a inteligência recendia a incenso. Copérnico e Galileu decifraram a harmonia da natureza como reflexo do Criador, e Newton acertou seus cálculos pelos ponteiros dos relógios das catedrais. Depois, o dilúvio inundou os claustros. A razão irrompeu soberana, relegando à superstição tudo que não fosse mensurável. Então, o mistério aflorou.

Voltaire e os enciclopedistas ousaram secularizar a inteligência e, mais tarde, Baudelaire e Rimbaud tatearam ávidos em busca de um Deus capaz de aplacar-lhes a sede de Absoluto. Dostoiévski revestiu-se da figura emblemática de Jesus, despiu seus monges das vestes eclesiásticas, escancarou-lhes a alma atormentada pelos demônios da dúvida.

Nietzsche roubou o fogo dos deuses e incendiou de liberdade o espírito humano, e Sartre erigiu o absurdo da morte em ato final que destitui a vida de qualquer sentido.

Entre angústias e utopias, o último século foi também marcado pelo enigma Jesus. Corações e mentes o acolheram como paradigma: Claudel, Simone Weil, François Mauriac, Chesterton, Péguy, Graham Greene, Albert Schweitzer, entre outros. No Brasil, Murilo Mendes, Sobral Pinto, Gustavo Corção, Tristão de Athayde, Hélio Pellegrino etc.

Hoje, pavores transcendentais já não atribulariam a alma poética de um William Blake. Entre tanta miséria, esvai-se o encanto. Jesus é Deus que se fez humano e, humano, virou pão. *Pai Nosso/pão nosso*. Esta concretude assusta. A fé cristã não proclama a ressurreição da alma, mas *da carne*. Jesus não é a figura do Olimpo grego enaltecida pela força irrefreável da literatura. É o judeu crucificado, por razões político-religiosas, na Palestina do século I, cujas aparições, como ressuscitado, contradizem as regras da ficção literária. Que autor criaria um personagem imortal com chagas nas mãos e ansioso por comida? As narrativas evangélicas são, tecnicamente, descrições de um fato objetivo. À luz da fé, proclamação de que Jesus é o Cristo. Antes de cair em mãos da repressão que o assassinou, Jesus fez-se comida e bebida. Poeta e profeta, dominava a linguagem realista dos símbolos. Eis aqui o desafio atual à inquietude da inteligência. O pão repartido passa a ser corpo divino; o vinho partilhado, aliança feita com sangue e prenúncio da festa sem fim. O Deus de Jesus não é um velho Narciso à cata de adoradores, nem um algoz irado com os pecadores. É *Abba*, o pai amoroso ("mais mãe do que pai", disse João Paulo I), cujo dom maior é a vida.

Já não temos as longas guerras que inquietaram espíritos como Tolstói e Camus; o que vemos é a estrada rumo ao futuro, palmilhada de corpos degradados e famintos. Milhares de seres humanos tombados pela pandemia porque a pobreza os torna mais vulneráveis. Hoje, tropeça-se na rua em seres esquartejados em sua dignidade. Todos os discursos oficiais e ajustes fiscais ofendem a condição humana por exaltarem a concentração do lucro e ignorarem a partilha da vida. Em sua hipocrisia, o sistema salva sua aura cristã e exclui o pão. A metafísica monetarista estabiliza moedas e desestabiliza famílias; promove ajuste fiscal e aumenta a miséria; socorre bancos e multiplica o desemprego; abraça o mercado e despreza o direito à vida — e vida em abundância para todos.

Páscoa é travessia — também para uma ética política que torne o pão acessível a cada boca e o vinho, alegria em cada alma. Somos nós que, em vida, precisamos ressuscitar as potencialidades do espírito, premissas e promessas de uma verdadeira dignidade humana. Num misto de Marcel Proust e o filme *Os caçadores da arca perdida*, necessitamos urgentemente empreender a busca da consciência perdida, onde a solidária indignação contra as injustiças tenha cheiro de *madeleines* apetitosas. Caso contrário, seremos engolidos por esses simulacros de pirâmides — os shopping centers — que não têm sequer estrutura para contar à posteridade quão grande foi a pobreza de espírito de uma geração que tinha como suprema ambição meia dúzia de engenhocas eletrônicas.

Segunda, 13 de abril de 2020 — 27º dia

Tancredo Neves foi transferido na quarta, 27 de março de 1985, de Brasília para São Paulo. Liguei para Dom Paulo Evaristo Arns, cardeal-arcebispo de São Paulo, e sugeri ir ao Incor[10] visitá-lo. A família Neves, aliada ao PSD[11] de Juscelino Kubitschek, sempre manteve amizade com meus pais, simpa-

---

10 Instituto do Coração, na capital paulista.
11 Partido Social Democrático, criado em 1945 e extinto pela ditadura militar, em 1965.

tizantes da UDN.¹² Tancredo Augusto, único filho homem do presidente, foi meu colega de sala no ginásio Dom Silvério, dos irmãos maristas. Em minha casa, em Belo Horizonte, estudávamos juntos para as provas semestrais. Dom Paulo Evaristo Arns aceitou acompanhar-me para visitá-lo no hospital. Fomos no fim da tarde. Dom Paulo celebrou missa para a família Neves. Finda a celebração, dona Risoleta, esposa do presidente eleito, mas não empossado, agradeceu e pediu que ele fizesse o mesmo no dia seguinte. O cardeal lamentou não poder comparecer todos os dias, mas prometeu que eu o faria em seu nome.

Ontem à tarde, quarta, 3 de abril de 1985, o presidente sofreu mais uma intervenção cirúrgica. Extraíram-lhe pequena hérnia. Padre Léo (Leocir) Pessini, capelão do Hospital das Clínicas, celebrou no 4º andar do Incor para a família e amigos. Acolitei, já que não posso celebrar a eucaristia por não ser sacerdote. Presente na missa o ministro da Educação, Marco Maciel. Em seguida, dona Risoleta e os filhos, Inês Maria e Tancredo Augusto, desceram para verificar como doutor Tancredo reagira à cirurgia.

Sugeri ao padre Léo irmos ao 3º andar orar com a família. Doutor Tancredo acabava de vir da sala de cirurgia para

---

12 União Democrática Nacional, partido fundado em 1945, também extinto pela ditadura militar, em 1965.

o quarto. Estava tão cercado de médicos e enfermeiras que, de início, não consegui vê-lo. O clima entre os profissionais de saúde era de euforia. Acreditavam ter debelado o foco da infecção.

Quando o acomodaram na cama, com a sonda passando por baixo do lençol, a enfermeira tomou-lhe a temperatura. Então pude ver o lendário político mineiro, o primeiro presidente da República eleito por voto indireto, após 21 anos de ditadura militar: sereno diante de tantos cuidados, trazia o semblante aparentemente saudável.

Tancredo Neves me reconheceu:

— Você está cada vez mais novo.

— E o senhor está muito bem, melhor do que eu pensava.

Virou-se para dona Risoleta:

— Eu me lembro dele na porta lá de casa, esperando o Tancredo Augusto.

E de novo para mim:

— E como vai o Antônio Carlos? — indagou por meu pai.

— Mandou um grande abraço. Tem acompanhado tudo.

Doutor Tancredo segurou a minha mão e, emocionado, chorou enquanto eu terminava a prece de louvor pela recuperação dele.

Meu pai, Antônio Carlos Vieira Christo, foi um dos signatários do *Manifesto dos Mineiros*, que favoreceu a derrubada da ditadura Vargas (1937-1945). Em 1953, Tancredo Neves aceitou o cargo de ministro da Justiça de Vargas, eleito democraticamente em 1950, e permaneceu na função até a data do suicídio do presidente, em 24 de agosto de 1954. Apesar de atuarem em lados opostos, na acirrada rivalidade UDN X PSD, Tancredo Neves e meu pai mantiveram cordial amizade ao longo da vida. Coisas do jeitinho mineiro...

Pela manhã de quinta-feira santa, 4 de abril de 1985, fui para o Incor. A família Neves não participou da missa de hoje. Na hora, doutor Pinotti, doutora Angelita Gama e outros médicos se reuniram no refeitório improvisado do 4º andar, com dona Risoleta, e seus filhos, Maria do Carmo e Tancredo Augusto. A euforia do dia anterior se evanesceu. Comunicaram que o presidente sofreria a sétima cirurgia para extrair novo foco de infecção. O clima ficou tenso. Dona Risoleta não jantou. Irritada com o assédio de tantos políticos no hospital, pediu em alta voz que todos deixassem a família a sós. Vi ministros e governadores saírem correndo com o rabo entre as pernas, literalmente enxotados. Também me retirei. Ao chegar ao convento, o telefone tocou. Dona Risoleta me chamava de volta.

Padre Léo também foi chamado para ministrar ao paciente a unção dos enfermos.

Na sexta-feira santa, 5 de abril de 1985, perguntei ao doutor Tancredo se gostaria que eu repassasse com ele as estações da Via-Sacra. Assentiu com gestos. Fiz uso do livro de Leonardo Boff, *A via-sacra da ressurreição*.

Na tarde do domingo de Páscoa, 7 de abril de 1985, os médicos jogaram a toalha. Comunicaram à família Neves que não havia mais nada a fazer. Um por um, os familiares foram chamados à UTI para as despedidas finais. Junto com dona Risoleta, Inês Maria, Maria do Carmo e Tancredo Augusto, desceram doutor Aloysio Neves, médico da família, e a irmã do presidente, a freira Esther Neves. Desceram também os netos: Aecinho,[13] Andrea e Ângela. Todos se encontravam colados ao leito do presidente quando também fui chamado. Doutor Tancredo tinha o rosto arroxeado.

Fiz uma oração pela saúde dele e supliquei a misericórdia de Deus. Completei com o *Pai-Nosso*. Um médico se aproximou de dona Risoleta, postada à cabeceira da cama, e disse-lhe qualquer coisa ao ouvido. Ela respondeu tranquila, apesar de pálida e abatida:

— Nós não temos direito. Deus é quem decide. Não podemos nos adiantar à vontade de Deus. Ele pode querer o milagre.

Deduzi que o médico propusera desligar os aparelhos e, assim, evitar uma longa agonia do paciente.

Às 19h30 de quarta, 17 de abril de 1985, o vice-presidente Sarney chegou ao Incor.

---

13 Aécio Neves, Andrea e Ângela são filhos de Inês Maria e Aécio Cunha.

O astral da família Neves melhorou após o pronunciamento clínico do doutor Walter Pinotti, às 16h, fazendo retornar a esperança de recuperação.

Na missa de hoje, frei Hugolino, o celebrante, disse que se pudesse falar ao ouvido do presidente diria: "Você já cumpriu a sua missão, uniu o povo brasileiro. Agora deve se entregar à vontade de Deus e descansar em paz."

Percebi que a família Neves se abateu. Esperou tanto para vê-lo presidente da República e, agora, o destino ameaça sequestrá-lo para o outro lado da vida antes de tomar posse. Como o poder seduz! Pedi a palavra antes de encerrar a celebração:

— Tenho falado ao ouvido de Deus. E o Pai sabe que sou um filho rebelde. Muitas vezes não me conformo com a vontade Dele, certamente por estar acima da minha compreensão. Então rezo em protesto, como o salmista. E, nesses dias, insisto com o Pai para atender as preces do povo brasileiro e dar saúde ao doutor Tancredo, já que Jesus diz no *Evangelho* que nenhum pai dá pedra ao filho que pede pão. Então, Ele que nos dê, especialmente ao doutor Tancredo, o pão da saúde e da vida.

A família ficou aliviada.

Hoje, segunda, 21 de abril de 1985, meu relógio marcava 22h15 quando os equipamentos foram desligados. Naquele momento, o coração do doutor Tancredo registrava um batimento por minuto. Vi-o transvivenciar. Ao meu lado, dona Risoleta exclamou diante do choro convulsivo dos filhos:

— Sejam fortes, meus filhos. Aqui vocês têm um exemplo de dignidade. Façam desse exemplo o exemplo de suas vidas.

Em torno do leito se encontravam, do lado direito do paciente, Beth e seu marido, Tancredo Augusto; irmã Esther; doutor Aloysio; padre Léo; e eu ao lado de dona Risoleta. Ao pé da cama, Aecinho. À esquerda, Ângela, Inês Maria e seu marido, o banqueiro Gilberto Faria, e Maria do Carmo. Doutora Angelita Gama postou-se aos pés do falecido. Outros médicos também se faziam presentes. Do lado de fora, doutor Pinotti mostrava-se arrasado, como quem fracassara.

A morte é implacável. Como disse Públio Siro,[14] "ninguém foge ao amor e à morte". Ela, finalmente, iguala todos nós. Não importa se somos pobres ou ricos, oprimidos ou poderosos. E quando ela nos abate, vamos todos para a mesma morada eterna, não importa se temos ou não fé de que há outra vida do lado da lá.

Minutos após o falecimento do doutor Tancredo, a família retornou ao 4º andar. Dona Risoleta demonstrava firmeza. Tancredo Augusto ocupava-se com providências.

O coronel do SNI,[15] responsável pela segurança da família do presidente, veio me dizer que não haveria lugar para mim

---

14 Escritor latino da Roma do século I.
15 Serviço Nacional de Informações — a polícia secreta da ditadura militar.

no avião que levaria o féretro e a família a Brasília. Respondi não ter interesse em ir, pois já cumprira a minha missão. Pouco depois, dona Risoleta perguntou se eu iria a Brasília. Repeti o recado do coronel. Ela elevou a voz:

— Você é da família. Irá conosco no avião.

Imediatamente fui credenciado.

Do lado de fora do hospital, o povo gritava:

— "Rei, rei, rei, Tancredo é nosso rei." "Generais jamais!" "Tancredo está na rua, a luta continua!" "O povo unido jamais será vencido!"

Ontem à noite escutei o delegado Romeu Tuma, da Polícia Federal, comentar que era preciso evitar que Dom Paulo Evaristo Arns, cardeal-arcebispo de São Paulo, participasse do cortejo fúnebre. Segundo me informaram, o Protocolo da República reza que encabeça o cortejo o ministro da confissão religiosa do presidente falecido.

Hoje, bem cedo, liguei para Dom Paulo do orelhão em frente ao Incor. Contei o que ouvira e insisti que participasse do cortejo fúnebre. Ele confirmou presença.

No cortejo até o aeroporto, segui de carro atrás da viatura do Corpo de Bombeiros, que levava o caixão. À minha frente, o veículo de dona Risoleta com Aecinho e Andrea. Atrás, Tancredo Augusto e Beth, seguidos por Dom Paulo Evaristo Arns e Dom Luciano Mendes de Almeida, bispo-auxiliar de São Paulo.

Um mar de gente se apinhava no trajeto ao aeroporto de Congonhas. O carro do Corpo de Bombeiros, que transportava o caixão, teve o motor superaquecido e parou. O povo tratou de empurrá-lo.

No voo de São Paulo a Brasília, dona Risoleta me pediu para proferir algumas palavras na missa de corpo presente, no Palácio do Planalto. Respondi que isso dependeria de autorização do arcebispo local, Dom José Newton de Almeida Baptista. Como previ, ele não autorizou. Superior de todos os capelães militares do Brasil, por que haveria de abrir espaço a um irmão leigo que esteve preso quatro anos por subversão?

No salão do Planalto, o cerimonial marcou no chão, com giz, o lugar de cada autoridade. Não constava o meu nome. Postei-me próximo. Ao lado, o poderoso Roberto Marinho.

* * *

Hoje, terça, 23 de abril de 1985, o corpo de Tancredo Neves foi velado no Palácio da Liberdade, em Belo Horizonte. Mais uma vez, dona Risoleta quis que eu pregasse na missa de corpo presente e, de novo, fui impedido pelo arcebispo Dom João Resende Costa.

A multidão, calculada em 30 mil pessoas, se espremia diante da sede do governo de Minas. Todos queriam se aproximar do caixão. A um momento, a segurança decidiu fechar os portões do palácio. Houve empurra-empurra, gente caída, pisoteada. Vesti o hábito dominicano, chamei dona Risoleta, familiares e autoridades, subimos para a sacada do palácio e, dali, erguemos as mãos na oração do *Pai-Nosso*. A multidão se acalmou. Contudo, morreram sete pessoas espremidas entre as grades, e mais de 200 tiveram ferimentos.

O coronel do SNI mais uma vez tentou interromper os meus passos. Disse que eu não poderia acompanhar a família na viagem de Belo Horizonte a São João del-Rei, pois todos seriam transportados, junto com o esquife, em helicópteros da FAB.[16] Teria que ir de carro ou ônibus. Respondi que dava por encerrada a minha missão e ficaria em Belo Horizonte. Em seguida, despedi-me de dona Risoleta.

Meus pais moram na rua Tomé de Souza, localizada nos fundos do palácio. Ali, em conversa com meus irmãos, fiquei convencido de que deveria ir, sim, a São João del-Rei. Diante da resistência dos militares, minha presença no féretro deixara de ser simples atividade pastoral. Transformara-se em questão política.

Despertei às cinco da manhã de quarta, 24 de abril de 1985, e me dirigi ao Palácio da Liberdade. Pedi ao segurança me anunciar a dona Risoleta. Pouco depois, me autorizaram a en-

---
16 Força Aérea Brasileira.

trar. Encontrei-a à mesa de café. Antes que eu dissesse qualquer coisa, ela se adiantou:

— Passei a noite pensando como descobrir o telefone de seus pais para que você nos acompanhe a São João del-Rei.

Embarquei no helicóptero da família, para humilhação do coronel.

Almocei no Solar dos Neves. À mesa, o presidente José Sarney; Franco Montoro, governador de São Paulo; Leonel Brizola, governador do Rio; Ulysses Guimarães, presidente da Câmara dos Deputados; Olavo Setúbal, ministro das Relações Exteriores; e outros. Só o doutor Tancredo para reunir, à mesa de sua casa, tantos presidenciáveis...

Por insistência de dona Risoleta, o bispo de São João del-Rei, Dom Delfim Ribeiro Guedes, deu-me a palavra na missa de corpo presente, na igreja de São Francisco. Falei após a comunhão:

— Ao ser internado no Instituto do Coração, doutor Tancredo fez três pedidos: primeiro, não desejava receber notícias de fora. Sábia decisão de quem aprendeu que o corpo, preso a um cárcere ou a um leito, não pode permitir que a cabeça se separe dele, na ansiedade de situações nas quais já não pode intervir. Assim, doutor Tancredo pôde reunir todas as suas energias para empenhar-se na própria sobrevivência. O segundo pedido foi para os médicos, que o mantivessem permanentemente a par do seu processo clínico, de modo que, na medida do possível, pudesse interferir nas decisões. O terceiro, que rezassem por ele. Queria conservar viva a fé que adquiriu na infância e nele permaneceu desde que deixou esta cidade que o povo, agora, trata carinhosamente de São João del-Presidente.

— Na Sexta-feira Santa, lembrei que aquele era o dia em que ele deveria estar em São João del-Rei participando da procissão do Senhor Morto e carregando o candelabro de prata, como sempre fazia. Ali, do seu leito, ele se unia a toda a nação brasileira que rezava, confiante em sua recuperação. No 4º andar do Instituto do Coração, formou-se uma pequena comunidade de fé que, diariamente, participava da celebração eucarística, unindo-se também às preces populares. Vivíamos, em nossas orações, momentos de esperança e angústia, espelhados para a nação no semblante de Antônio Britto, porta-voz do presidente.[17] Por vezes repetíamos as imprecações dos salmistas, suplicando ao Senhor que preservasse a vida de doutor Tancredo e, aflitos, rezávamos com o próprio Jesus: "Meu Deus, por que me abandonastes?"

— Contudo, os desejos do Pai transcendem os nossos e, sobretudo, desafiam a nossa razão.

O presidente Sarney e seus ministros mostravam-se ansiosos pela rápida realização do enterro. Segundo me disseram, o

---

17 Em coletiva de imprensa, Antônio Britto informava, diariamente, o estado de saúde do paciente. A expressão de seu rosto já antecipava o teor do boletim. Ver de Antônio Britto o livro *Assim morreu Tancredo*. Porto Alegre, LPM, 1985.

Protocolo da República exige que o presidente em exercício não se ausente enquanto o esquife do antecessor não baixar à sepultura.

Ao ver a multidão enfileirada para prestar sua última homenagem ao pai falecido, Tancredo Augusto sugeriu retardar o enterro até que o último são-joanense se aproximasse do esquife. Como a Igreja Católica não permite cerimônias fúnebres no período noturno,[18] solicitei ao bispo de São João del-Rei abrir exceção. Ele assentiu. O cortejo demorou cinco horas. E os vereadores de São João del-Rei tiveram, no cemitério, precedência sobre os ministros.

O coveiro João Aureliano teve, literalmente, seus quinze minutos de fama: sem a menor pressa, levou todo esse tempo para cimentar a tumba, enquanto os olhares da nação o observavam manusear a sua colher de pedreiro.

Sarney e seus ministros se viram obrigados a esperar. Como o Solar dos Neves não previu jantar, e os restaurantes da cidade tinham esgotado seus estoques de alimentos devido ao afluxo de jornalistas e curiosos, presenciei algo inusitado: as supremas autoridades da República se viram sem alternativa senão saciar a fome com quentinhas vindas do 11º Batalhão de Infantaria de Montanha, sediado na cidade.

O enterro foi às 10 da noite.

---

18   Para evitar ritos satânicos e violação de túmulos.

Tancredo morreu como um novo Moisés, que soube reunir o seu povo e conduzi-lo à Terra Prometida, na qual ele mesmo não entrou. Mas, assim como o grão de trigo cai na terra e frutifica, a semente plantada pelo doutor Tancredo fez germinar a Nova República. Alcançá-la foi resultado de longa saga do povo brasileiro no decorrer de 21 anos de autoritarismo. Todo esse sofrimento foi culminado pela enfermidade de Tancredo Neves. Ele, definitivamente, tomou posse do coração de cada brasileiro.[19]

* * *

Começava ali um novo capítulo da história republicana do Brasil.

---

19 Em 1985, viajei a Cuba em companhia do jornalista Joelmir Beting, então âncora da TV Bandeirantes. Ao comentar com ele a agonia e morte de Tancredo Neves, falei da homilia que proferi na igreja de São Francisco, em São João del-Rei. Joelmir reagiu: "Te deram a palavra? Agora entendo o que ocorreu. Havia uma única câmera dentro da igreja, a da agência de notícias do governo. Ela retransmitia para as demais emissoras. No fim da missa, as imagens de dentro da igreja foram substituídas pelas do pôr do sol em São João del-Rei. Pouco depois, retornaram as imagens do interior do templo. Você foi censurado, impedido de aparecer em rede nacional."

Terça, 14 de abril de 2020 — 28º dia

O exame de Paulo deu positivo e ele foi intubado. Alice está duplamente deprimida por saber que o marido corre risco de morrer e não poder estar ao lado dele.

Paulo é engenheiro de produção em uma grande empresa e Alice, professora de inglês. Casados há mais de vinte anos, não têm filhos.

Quarta, 15 de abril de 2020 — 29º dia

Em 11 de outubro de 1986 cheguei a Passo Fundo (RS). Padre Jaime e o motorista Aristides me aguardavam no aeroporto. Fomos direto para o cinema local, no qual falei para 1.300 participantes do II Colóquio Nacional de Educação Popular, promovido pelo Centro de Professores do Rio Grande do Sul.

Em seguida, levaram-me à Fazenda Anoni, ocupada pelos sem-terra vinculados ao MST,[20] muitos deles acampados na estrada que liga Passo Fundo a Ronda Alta (RS). Ali me uni a Lorivan Figueiredo, presidente da CUT[21] regional, Moema

---

20 Movimento dos Trabalhadores Rurais Sem-Terra.
21 Central Única dos Trabalhadores.

Vizzer e padre Otávio Klein, assessor da Pastoral de Juventude Rural.

Ao nos aproximar do Pontão, o pneu traseiro furou. Paramos para trocá-lo. Atrás de nós vinham dois veículos com religiosas e participantes do colóquio. Logo à frente fomos parados por um jipe da Brigada Militar. Eram 19h30. Pediram documentos ao motorista. Após verificação, nos deixaram prosseguir.

Logo adiante, nova barreira. Desta vez, muitos soldados e cavaletes interrompendo a estrada. Novamente, documentos. Falaram com alguém pelo rádio da viatura. Retornaram e solicitaram a identidade de todos que ocupavam o nosso carro. De novo, rádio. Revistaram o veículo e conferiram se todos os faróis funcionavam bem.

Pouco depois, chegaram mais militares, comandados pelo coronel Carlos Walter Stoker. Perguntou por que pretendíamos visitar a Fazenda Anoni.

— Vamos rezar com os colonos — respondi.

— Eu também tenho rezado com eles — ironizou o oficial.

Apresentou-se me estendendo a mão:

— Frei Carlos — retruquei.

Frustrado por não escutar o nome que esperava, indagou:

— Quem é Frei Betto?

Identifiquei-me. Ele apontou um paisano e disse:

— O delegado quer falar com o senhor.

O delegado Nelso Gato, de Sarandi (RS), pediu-me para conversarmos em particular.

— Não pode ser aqui em público? — indaguei.

— Não. Quero em particular.

Ao nos afastar do grupo, ele falou:

— Quero que o senhor me acompanhe para depor.

— Eu depor? Por quê? Não cometi nenhum crime.

— Mas quero tomar o depoimento do senhor.

— Delegado, só deponho na presença de meu advogado.

— Chame então o seu advogado.

— Não posso, ele está em São Paulo.

— O senhor convoca outro aqui.

— Não, delegado, aqui só deponho se o senhor me prender.

— Então vou preparar um mandado de intimação.

Fomos liberados para seguir viagem.

Na fazenda Anoni, encontramos 1.500 famílias abrigadas em centenas de barracos precários. Ao todo, pouco mais de 7 mil pessoas, das quais 3 mil crianças com menos de 14 anos.

A noite estava estrelada e fria. Quase não havia água no acampamento e metade das crianças se encontrava desnutrida. Faltavam remédios. Estavam todos proibidos de sair do acampamento, sobrevoado todas as manhãs por um helicóptero da Brigada Militar e cercado por soldados, a quem as crianças levavam flores.

Cada acampado recebia, por quinzena, meio quilo de arroz, farinha, feijão, macarrão, 250 gramas de açúcar e uma lata de óleo de cozinha. Não comiam carnes nem ovos. Verdadeiro campo de concentração mantido por ordem do governador Jair Soares (PDS).²²

No retorno a Passo Fundo, após 22h, nova barreira nos exigiu identificação. Adiante, outra. Desta vez, reencontrei o delegado Nelso Gato com o mandado de intimação para que eu fosse depor na segunda, dia 13, na delegacia de Sarandi. Assinei o recibo e anexei um bilhete avisando que não compareceria, pois antes do amanhecer eu estaria de retorno a São Paulo.

Não mais fui incomodado pela polícia gaúcha.

Quinta, 16 de abril de 2020 — 30º dia

Governantes como Trump e Bolsonaro tentam justificar o estrago que a pandemia causa em seus países com a alegação de que foram surpreendidos. Ainda assim, subestimam os riscos ao declarar que se trata de uma "gripezinha"...

Em maio de 2008, o National Intelligence Council, órgão de previsão geopolítica da CIA,²³ enviou à Casa Branca informe em que alertava para antes de 2015 "o surgimento de uma nova enfermidade respiratória, altamente transmissível e viru-

---

22 Partido Democrático Social.
23 Sigla em inglês de Agência Central de Inteligência, órgão de informação e espionagem do governo dos Estados Unidos.

lenta, para a qual não existem contramedidas adequadas, e que poderá se converter em pandemia global".[24]

O informe acrescentava que "se surgir uma enfermidade pandêmica, provavelmente ocorrerá em uma área caracterizada por alta densidade populacional e estreita associação entre humanos e animais, como muitas áreas do sul da China e do sudeste da Ásia". E os autores opinavam que as autoridades talvez demorassem a agir: "Poderá passar semanas antes de obter resultados de laboratório precisos que confirmem a existência de uma nova enfermidade com potencial pandêmico. (...) Apesar dos limites impostos às viagens internacionais, os viajantes com leves sintomas ou pessoas assintomáticas poderão transmitir a enfermidade a outros continentes. Ondas de novos casos ocorrerão em poucos meses. A ausência de uma vacina eficaz e a falta universal de imunidade converterão as populações em vulneráveis à infecção. No pior cenário, dezenas a centenas de milhares de estadunidenses, dentro dos Estados Unidos, adoecerão e as mortes, em escala mundial, serão calculadas em milhões."

Em janeiro de 2017, o Pentágono alertou Trump "da ameaça mais provável e significativa para os cidadãos estadunidenses de uma nova enfermidade respiratória". E, nesse caso, "todos os países industrializados, incluído os Estados Unidos, carecerão de respiradores, medicamentos, leitos hospitalares,

---

24 Cf. https://www.files.ethz.ch/isn/94769/2008_11_Global_Trends_2025.pdf

equipamentos de proteção e máscaras para enfrentar uma possível pandemia".[25] Trump, do alto de sua prepotência, não deu ouvidos.

Se as autoridades mundiais tivessem prestado atenção aos alertas da OMS (Organização Mundial da Saúde) não estaríamos frente a essa calamidade. Em setembro de 2019, pouco antes de o novo coronavírus aparecer em Wuhan, a OMS advertiu: "enfrentamos a real ameaça de uma pandemia fulminante, sumamente mortífera, provocada por um patógeno respiratório, que poderá matar de 50 a 80 milhões de pessoas e liquidar quase 5% da economia mundial. Uma pandemia dessa dimensão seria uma catástrofe e desencadearia caos, instabilidade e insegurança generalizadas. O mundo não está preparado."[26]

O presidente Obama, em dezembro de 2014, insistiu que se deveria investir em infraestruturas sanitárias para enfrentar a possível chegada de uma nova epidemia: "Pode ser que chegue um momento em que tenhamos que enfrentar uma enfermidade mortal. E para poder lidar com ela necessitamos infraestruturas, não apenas aqui nos Estados Unidos, mas também em todo o mundo, para conseguir detectá-la e isolá-la rapidamente."[27]

---

25 Ken Klippenstein, *Military Knew Years Ago That a Coronavirus Was Coming*, The Nation, Nova York, 1º de abril de 2020.
26 https://apps.who.int/gpmb/assets/annual_report/GPMB_Annual_Report_Spanish.pdf
27 2 de dezembro de 2014, durante visita ao National Institute of Health (NIH), em Bethesda, Maryland.

Bill Gates, em 2015, também advertiu: "Pode ser que surja um vírus com o qual as pessoas se sintam aparentemente bem, mesmo infectadas, para viajar de avião ou ir ao supermercado... Isso faria com que o vírus se difundisse pelo mundo inteiro de modo muito rápido... O Banco Mundial calcula que uma epidemia planetária desse tipo custaria pelo menos três bilhões de dólares, com milhões de mortos."[28]

David Quammen, escritor de divulgação científica e autor de *Contágio — infecções animais e a próxima pandemia humana*, viajou pelo mundo para pesquisar vírus zoonóticos, que passam dos animais aos humanos. Segundo ele, houve "falta de preparação dos governos e dos sistemas públicos de saúde para enfrentar um vírus como este. (...) A ciência sabia que ia ocorrer. Os governos sabiam que podia ocorrer, mas não se preocuparam em se preparar. Os alertas diziam: pode ocorrer no próximo ano, em três anos, ou em oito. Os políticos diziam a si mesmos: não gastarei dinheiro por algo que pode não ocorrer durante meu mandato. É por isso que não se gastou dinheiro em mais leitos hospitalares, em unidades de terapia intensiva, em respiradores, máscaras e luvas. Não havia vontade política, como não há para combater as mudanças climáticas".[29]

---

28 *BBC News Mundo*, Londres, 23/3/20.
29 *El País*, 19/4/20.

A tragédia poderia ter sido evitada, mas a lógica dos governos, deturpada pela teoria do Estado mínimo e redução de investimentos na área social, impediu que medidas eficazes fossem tomadas. Agora, a humanidade chora. Até que surja uma vacina e o destino nos livre de mais um coronavírus.

Sexta, 17 de abril de 2020 — 31º dia

Fazia três anos que não caía uma gota de chuva no município nordestino de Pedra Branca (CE). O povo já andava cansado de tanta rogação, procissão e celebração. Deus ensurdecera.

Para conter os ânimos, o padre prometeu missa campal no domingo, e garantiu:

— Deus haverá de mandar chuva!

Quem haveria de duvidar do homem de Deus? Não tinha sido ele consagrado para transmitir na Terra as coisas do Céu?

Uma multidão de fiéis rumou no domingo para o descampado no qual o altar havia sido armado. Todos caminharam sob o céu azul, ensolarado, sem um só algodãozinho de nuvem.

Durante a missa, todos mantiveram um olho atento à mudança do tempo. O azul reverberava na abóbada celeste.

Chegou a hora da bênção final. Cadê a chuva prometida pelo padre?

O sacerdote agarrou o megafone e, sem a menor cerimônia, disse:

— Imagino que todos vocês se perguntam cadê a chuva que Deus haveria de nos mandar. Sabem por que não veio? Porque todos aqui carecem de fé! Quem de vocês trouxe guarda-chuva?

Sábado, 18 de abril de 2020 — 32º dia

Paulo faleceu esta madrugada. Mais uma vítima da pandemia. Alice está inconsolável. Nada posso fazer para confortá-la senão conversar por telefone e rezar. Devido às restrições sanitárias, não haverá velório nem cerimônias fúnebres. O que me levou a escrever o texto abaixo.

Domingo, 19 de abril de 2020 — 33º dia

Todo dia vemos no noticiário o solo esburacado de cemitérios, as covas em série qual macabra gengiva desdentada de Tânatos à espera de devorar os mortos. A pandemia cria situações inusitadas, entre elas a de mortes sem funerais. Como é possível ficarmos alheios a um rito de passagem tão ancestral, exclusivamente humano? Na natureza, nenhum outro ser chora os seus mortos e os reverencia no sepultamento.

Todos os povos ritualizam a despedida de seus mortos. Os rituais têm valor simbólico, expressam em liturgias o que não conseguimos dizer em palavras.

Agora, o vírus nos rouba tudo que traduz nossos laços de parentesco e amizade: visitar o enfermo, consolá-lo e animá-lo, preparar o corpo para o velório e o funeral, cumprir os rituais de enterro ou cremação, ver o caixão descer ao túmulo, orar em conjunto pelo falecido, manifestar condolências e abraçar os mais afetados pela perda.

Banalizada por força da pandemia, a morte descartável agride a nossa dignidade humana. São tétricas as cenas de corpos coletados por caminhões frigoríficos e coveiros vestidos de astronautas. Nem cães e gatos domésticos merecem igual tratamento.

Cinco séculos antes de Cristo, Sófocles tratou do tema em sua célebre peça de teatro, *Antígona*. Creonte, rei de Tebas, proibiu que Antígona sepultasse seu irmão Polinices. O governante queria que o corpo permanecesse exposto à voracidade de aves e cães. O horror visava inibir os pretendentes ao trono, como mais tarde fariam os romanos com suas vítimas crucificadas no tempo de Jesus.

Antígona, levada à prisão, pôs fim à vida antes de saber que o sábio Tirésias convencera Creonte a libertá-la e permitir o sepultamento do corpo de Polinices. Tal como, cinco séculos depois, José de Arimateia convenceria Pilatos a consentir que desse túmulo ao corpo de Jesus descido da cruz.

Ao escárnio de ver seu irmão insepulto, Antígona preferiu morrer. Agora, ao nos obrigar a tratar os mortos como mero refugo, a pandemia mata em nós um dos mais fortes atributos da condição humana. Os povos indígenas, por exemplo, insistem em jamais abandonar a terra na qual sepultaram seus antepassados.

As imagens são lúgubres: corpos previamente encaixotados atirados em covas sem identificação, enquanto os entes queridos do falecido miram a distância, impedidos de se aproximar para o adeus definitivo, imobilizados pela força necrófila de Hades, o deus do reino dos mortos.

Na guerra, morre-se distante da família e muitos corpos são enterrados em locais ignorados. Porém, em tempos de paz ao menos as vítimas merecem um mausoléu do soldado desconhecido. Haverá um monumento em memória das vítimas da Covid-19? Ou serão relegadas ao esquecimento, transformadas em frios números nas estatísticas oficiais, como mortos desaparecidos? No Dia de Finados, onde depositar as flores em memória do ente querido falecido?

Sabemos que o nosso recuo diante das vítimas da pandemia não é por menosprezá-los, e sim para salvar vidas, a nossa e as dos demais. Preservamos um princípio ético maior. Deixamos de fazer o ritual fúnebre para preservar um bem maior, a vida.

Em seu admirável romance, *Incidente em Antares*, Erico Verissimo relata a greve dos coveiros que induziu os mortos, cujos corpos haviam sido abandonados em frente ao cemitério, a sair de seus caixões. Do coreto da praça principal, com a população em volta, eles desnudam os moradores ao denunciar corrupções, abusos e crimes.

Tomara que as vítimas da Covid-19 abram os nossos olhos diante de falácias como privatização dos serviços de saúde, "trabalho escravo" de médicos cubanos, planos privados de saúde que, na propaganda, oferecem atendimento exemplar. O que precisava morrer é a atual política de saúde do Brasil. Até quando suportaremos um governo indiferente ao risco de genocídio causado pela pandemia?

Segunda, 20 de abril de 2020 — 34º dia

Quando Francis Fukuyama lançou a inconsistente teoria do "fim da história", o objetivo era semear a desesperança e consolidar a ideia de que não há futuro, e sim perenização do presente. O capitalismo seria o melhor e definitivo sistema econômico; e a democracia delegativa, manipulada pelo poder financeiro, sua expressão política.

Derrubado o Muro de Berlim (1989), a globalização consiste em impor ao planeta a *pax usamericana* e sepultar, assim, as ideologias progressistas e libertárias, extinguindo da cultura a consciência histórica, sem a qual não há como construir alternativas.

Felizmente, teorias não detêm o avanço histórico. Novos atores sociais e processos emancipatórios despontam. Redes planetárias de busca de "outro mundo possível" aparecem. Esses sinais de esperança reforçam a necessidade de se aprofundar o pensamento crítico, alternativo, e promover a descrença nos dogmas consagradores da desigualdade e da exclusão sociais, e da apropriação privada da riqueza.

Para o pensamento hegemônico, os novos inimigos são o "terrorismo" (leia-se: tudo que se opõe à ideologia dominante), o narcotráfico, os países que formam o "eixo do mal" e todos que criticam o sistema de dominação múltipla do capitalismo transnacional e neoliberal.

Hoje, o que preocupa a CIA e o Pentágono não é a confrontação Leste-Oeste, e sim a Norte-Sul, entre os países ricos e pobres. Há um processo sistemático de pasteurização da cultura, travestida de entretenimento centrado no consumismo.

Produz-se a hegemonização do pensamento, através da disseminação midiática de paradigmas comuns e do consumo padronizado. Assim, nega-se o pluriculturalismo, o direito à autonomia dos povos originários, a diversidade religiosa, os movimentos sociais emancipatórios, a cultura como processo crítico de leitura e transformação da realidade.

Como diria Paulo Freire, cada vez mais a cabeça dos oprimidos pensa e enxerga pelo ponto de vista dos opressores.

Terça, 21 de abril de 2020 — 35º dia

Tivesse o Brasil governo, já teria tomado providências urgentes para minorar os efeitos da pandemia sobre os mais pobres e vulneráveis. Não apenas com ajudas emergenciais, como os R$ 600 por três meses, mas ampliando o investimento em políticas públicas. Mas onde obter recursos?, perguntaria Guedes, ministro da Economia, que só pensa em encher as burras do Tesouro e favorecer a elite financeira, e não em impedir que o país mergulhe em profunda crise social.

Ora, basta seguir o exemplo de nações escandinavas, como promover a reforma tributária e taxar grandes fortunas, inclusive heranças, dividendos, renda e patrimônio. Quem ganha mais deveria pagar mais impostos. Mas para isso é necessário o que falta ao (des)governo atual: vontade política e mudança de rumo na política econômica.

Na América Latina, a região mais desigual do mundo, as elites resistem à tributação progressiva e ao aumento de impostos para fortalecer a rede pública de proteção social.

A Covid-19 derrete todos os dogmas do capitalismo neoliberal. Ainda que Guedes se agarre como um náufrago à boia das anacrônicas teorias da Escola de Chicago, o fato é que, agora, os principais países capitalistas preferem resgatar os princípios keynesianos, como são os casos de EUA, Canadá, Reino Unido, Alemanha, França, Suécia e Austrália.

Isso significa mais Estado e menos conversa fiada de Estado mínimo e privatizações. Diante da letalidade do vírus, cabe ao poder público investir em políticas de proteção social e assegurar o fôlego dos sistemas produtivo, financeiro e sanitário.

Entre tantos mortos pela pandemia, o capitalismo decidiu ressuscitar um que nos deixou há mais tempo: John Maynard Keynes (1883-1946). Ele alertou que frente a uma crise aguda nenhuma medida monetária faria efeito. O Estado necessariamente teria de intervir com decisões efetivas para reaquecer a economia.

Todos os principais países capitalistas adotaram medidas para impedir a falência das empresas e o desemprego, multiplicando os benefícios sociais. Aqui, os bancos privados alardeiam suas doações para combater a pandemia e, ao mesmo tempo, elevam as taxas de juros de quem precisa de empréstimos. Algumas taxas chegam a 70% ao ano!

Como salvar o Brasil da acelerada desindustrialização, do sucateamento do setor produtivo e do aumento do desemprego? Os varejistas calculam que 600 mil trabalhadores serão demitidos caso as lojas não sejam reabertas até fim de abril. O varejo emprega 23,5% dos trabalhadores (9,1 milhões de pessoas) com carteira assinada. As pequenas empresas são responsáveis por mais de 80% dos empregos formais e informais no Brasil.

Na vida se colhe o que se planta. A drástica redução do orçamento da Saúde em nome do ajuste fiscal provocou o sucateamento do SUS.[30] Segundo a Fiocruz,[31] o Brasil perdeu 34,5 mil leitos entre 2009 e 2020. Os leitos de internação caíram de 460,92 mil para 426,38 mil entre a crise do H1N1 e a atual. E a rede privada aumentou em 14 mil o número de leitos. Por isso, as famílias de classes média e alta migraram para os planos privados e a medicina de grupos, o que faz aprofundar a seletividade e a exclusão na sociedade brasileira.

Grandes empresários apoiadores do atual governo insistem na suspensão do isolamento horizontal para fazer a economia girar. E propõem, como medida preventiva, aplicar o teste da Covid-19 a toda a população, como ocorreu na Coreia do Sul. Ora, como fazer o mesmo no Brasil se não há testes nem para quem está obviamente enfermo? E como deter o avanço da pandemia se é preciso esperar semanas pelo resultado?

Como evitar a aglomeração de 13,6 milhões de pessoas que moram em favelas? Segundo o Data Favela, 72% dos moradores não têm dinheiro guardado para enfrentar a crise. A culpa seria deles? Foi o que sugeriu o ministro Paulo Guedes ao afirmar: "O brasileiro não sabe poupar"... Como deter a disseminação do vírus se onde vivem os mais pobres não há infraestrutura, como saneamento básico, esgoto tratado, coleta de lixo e água potável?

---

30 Sistema Único de Saúde.
31 Fundação Oswaldo Cruz.

É preciso que, o quanto antes, a sociedade pressione o governo a revogar a Emenda Constitucional número 95/2016, a do teto de gastos, que impede políticas sanitárias, humanitárias e econômicas para salvar 60 milhões de brasileiros que sobrevivem abaixo da linha da pobreza.

Quarta, 22 de abril de 2020 — 36º dia

A maioria da população mundial trabalha muito para sobreviver e ganha pouco. Por não ter tido acesso a direitos básicos, como educação gratuita de qualidade, trabalha mais com o corpo do que com a mente. Exerce uma atividade quase mecânica ameaçada de, em breve, ser ocupada por computadores e robôs.

Não tem casa própria, plano de saúde nem reservas bancárias. Se não trabalhar, não come. Por isso, é obrigada a viver para trabalhar, quando deveria ter o direito de trabalhar para viver.

De repente, irrompe a peste. E contra ela não há defesas do organismo nem vacinas. O único recurso para não ser infectado é o isolamento social. Ficar em casa. Abrir o computador e trabalhar online. Usar o telefone para solicitar entregas em domicílio.

Ocorre que nem todos podem se dar a esses luxos. Não dispõem de computador e precisam poupar os créditos do celular. As lojas estão de portas fechadas. Não há data para reabrir.

Milhares não podem ficar em casa. A exemplo de lobos e águias, são obrigados a agir como todos os animais diante da necessidade de alimentar seus filhotes — sair da toca ou do ninho. Se permanecer em casa, os filhos terão fome. Precisam ir à rua para fazer biscate, ingressar na fila do auxílio emergencial do governo, comprar comida e remédios. Forçados pela condição social, têm de se expor ao risco de contaminação pela Covid-19 ao entrar no ônibus, no metrô e em filas. E, se isso acontecer, infectar a família.

A espada de Dâmocles paira sobre suas cabeças. Se ficarem em casa, morrem de fome. Se saírem, de infecção. Não lhes resta alternativa?

Sim, há alternativa. Chama-se governo. Grande parte da população não tem consciência disso, mas ele é nosso empregado. Porque quem o administra foi colocado lá pelo voto. E todo o dinheiro que ele tem vem dos impostos que milhões de brasileiros pagam. Sim, sei que há isentos de declarar imposto de renda. Em 2019, não ganharam mais de R$ 2.379,97 por mês. Ganharam R$ 1.497. Mas em cada compra no mercado, na padaria ou na farmácia, os impostos estavam embutidos nos preços das mercadorias.

O governo tem a obrigação de garantir a vida de todos. Em um momento de pandemia como este, muitos poderiam ficar em casa e se proteger se o governo lhes garantisse renda básica. Sei que milhares tentam ter acesso ao auxílio emergencial de R$ 600, mas lidam com duas dificuldades: não ter computador e enfrentar as longas filas à porta das agências da Caixa Econômica Federal.

E por que o governo não simplifica este processo? Porque não tem vontade política. Como o do Brasil, vários outros governos não assumem a responsabilidade de proteger sua população. Nos EUA, o presidente Trump havia declarado que a infecção "não passa de uma gripe comum".

Como Bolsonaro adora imitá-lo, disse aqui no Brasil que a enfermidade era apenas uma "gripezinha". Quando subiu o número de mortes e ele foi perguntado o que achava, reagiu: "E daí? Lamento. Quer que eu faça o quê?" Não fosse tão omisso e desdenhoso, poderia fazer muito para evitar um genocídio no Brasil. Não fosse misógino, poderia fazer aqui o que mulheres chefes de Estado fizeram em seus países.

Já os governantes autoritários minimizaram o vírus, como Bolsonaro no Brasil, Orban na Hungria, Duterte nas Filipinas, Modi na Índia e Áñez na Bolívia. E as mortes se multiplicam dia a dia.

Surgido na China em dezembro de 2019, o vírus se globalizou e fez o mundo parar. A Terra não é plana, mas parou de girar. A peste provoca uma crise sistêmica. Toda a economia entrou em colapso. Em muitos países funciona, pela primeira vez, o toque de recolher em tempos de paz. As casas se tornaram prisões, com a diferença de que as chaves ficam do lado de dentro das portas. A vida se movimenta online. A burca, o véu islâmico que cobre o rosto das muçulmanas, antes vista com tanto preconceito, é agora obrigatória para todos nós. Você, amigo, tem direitos. E, na próxima eleição, vote melhor. E guarde esta bela frase impressa nos contêineres chineses desembarcados na Itália em solidariedade às vítimas: "Somos ondas de um mesmo mar, folhas de uma mesma árvore, flores de um mesmo jardim."

Quinta, 23 de abril de 2020 — 37º dia

Já são 49.492 infectados pelo novo vírus no Brasil, segundo o Ministério da Saúde.

Sexta, 24 de abril de 2020 — 38º dia

Sérgio Moro, ex-juiz todo-poderoso da Lava Jato e até hoje ministro da Justiça de Jair Bolsonaro, pediu demissão e acusou o presidente de interferir na Polícia Federal em proveito próprio.

Sábado, 25 de abril de 2020 — 39º dia

RECEITA PARA MATAR UM SEM-TERRA

Tome um agricultor
Desplantado de sua terra
Desfolhe-o de seus direitos
Misture-o à poeira da estrada
E deixe-o secar ao sol.
Deposite-o, em seguida,
No fundo do descaso público.
Adicione a injúria da baderna.
Derrame o pote de horror
Até obter a consistência do terror.
Acrescente uma dose de mau presságio
E salpique, com a mão do ágio,
Gordas fatias de abusos.
Deixe repousar no silêncio
A ganância grileira,
As áreas devolutas,
A saga assassina
De quem semeia guerras
Para amealhar terras.
Ferva a mentira
No caldeirão oficial
Até adquirir densidade

Em rede nacional.
Sirva à repressão
Impunemente
Na bandeja do latifúndio.

Domingo, 26 de abril de 2020 — 40º dia

Ignoro se o legado da pandemia será um mundo melhor, menos competitivo e desigual, mais solidário e justo. Tenho dúvidas. Mineiro, sou desconfiado... No século passado, a humanidade passou por duas grandes guerras, bombas atômicas, terrorismo, Aids, crises financeiras, e nem por isso ficou melhor. A desigualdade social se agravou e a autocracia renasceu. Nas relações pessoais, entretanto, pressinto mudanças significativas. Enumero algumas. Reduziremos o contato físico nos cumprimentos. Quem sabe imitaremos os japoneses e adotemos apenas a leve inclinação do corpo, exceto com pessoas de nossa intimidade. Quando resfriados, usaremos máscaras. Seremos mais precavidos em frequentar aglomerações. Com certeza o isolamento social nos deixará boas lições. Poderemos trabalhar mais a partir de casa e curtir melhor a vida familiar. Haveremos de valorizar mais o trabalho de faxineiras e cozinheiras, já que agora nos vemos obrigados a substituí-las. E muitas tarefas desempenhadas por elas serão assumidas pelo núcleo familiar. Usaremos mais os serviços de entrega em domicílio.

Veremos multiplicar o número de cozinheiros e cozinheiras amadores, adestrados por força da reclusão. Estaremos muito mais atentos aos cuidados da saúde, em especial à higiene pessoal, como o hábito de lavar as mãos, e da limpeza dos locais de convivência e trabalho.

Enfim, espero que levemos à prática as lições de grandes sábios, como Sócrates. O filósofo, ao percorrer as ruas comerciais de Atenas, dizia observar quanta coisa existia de que não precisava para ser feliz.

Segunda, 27 de abril de 2020 — 41º dia

Misterioso o processo criativo de ficção. Atrevo-me, porém, a passar sugestões, embora não me sinta qualificado a dar lições.

Descreva no papel (primeiro, depois digitar no computador) a ideia que vagueia pela mente. Não uma ideia efetiva, de como, por exemplo, ajustar a escada para trocar a lâmpada do teto. Precisamente: lampejo. O gênesis da criação literária é apenas um sutil lampejo. Já que não se escreve ficção com a cabeça, e sim com a intuição. O que brota de dentro do autor não procede apenas da mente. Procede, e muito, das entranhas, das vísceras, do enigmático reduto no qual as musas se abrigam. Elas estão lá, invisíveis, furtivas, porém inspiradoras. O que, na cabeça do autor, era apenas uma linha de condução de pálido roteiro, ganha forma e conteúdo à medida que — parafraseando Machado — o escrito se faz ao escrever. Tece-se o texto. Literatura é tessitura. O que se planificou antes, a antevisão esboçada, nunca é o resultado do que o autor tece com a caneta, o lápis ou ao digitar.

Escrever é garimpar em si mesmo. Em algum lugar do talento literário do autor se escondem múltiplas pedras preciosas, algumas de pouco valor, outras de valor inestimável. Nem sempre o mergulho em si é suficientemente profundo para lhe permitir alcançar o que há de mais precioso. Quando o mergulho é raso, arrancam-se pedras sem valor. Isso ocorre em especial quando o escritor faz questão de fixar o olhar na superfície: o impacto de sua escrita no público leitor; a opinião de críticos e resenhistas; a reação de seus pares de ofício, muitos deles seus potenciais concorrentes. Ora, eis as armadilhas da superficialidade. Por que pretender imitar os clássicos, se ninguém é capaz de escrever como outro escreve? Não considere outros autores seus concorrentes. O importante é você, em cada nova obra, tentar ser melhor do que você mesmo. Pode-se plagiar um pintor, não um autor. Como ensina Ana Miranda, cada autor tem o seu próprio sotaque. O estilo. Aquilo que se faz simplicidade e elegância em Machado de Assis, com admirável precisão sintática, ou que se faz suprema originalidade, reinvenção da linguagem, em Guimarães Rosa.

Esse garimpo nas profundezas de si mesmo exige solidão e leveza. Não se cria algo que preste quando se mergulha carregado de fantasmas. Eles pesam. São outrem. E o mais nefasto deles é o fitar-se no espelho à espera de enxergar o futuro exitoso de um presente trabalhoso que, por enquanto, nem se tornou efetivo. Resume-se a um impulso criativo, a uma vaga ideia, um propósito fugaz caso não se abandonem todos os demais afazeres para se entregar inteiro ao processo criativo.

Ousado salto no vazio! Do outro lado não há nada. Papel em branco! Tela branca! Todo o tesouro se encontra enterrado no âmago do escritor. Meter a pá, cavoucar a terra, limpar o entulho, até encontrar a pedra bruta na qual está incrustado o minério precioso. Não é fácil lapidar a pedra gema. Tarefa árdua, que equivale esfolar a própria alma. Virar-se pelo avesso. Como sugere Raduan Nassar, livrar-se de todas as algemas que prendem o escritor a estereótipos, convenções, medos, preconceitos, referências alheias, até desnudar-se diante do texto e despi-lo de todos os artifícios que coíbem a exuberância criativa.

A literatura não pode ter amarras. O autor não deve abrir mão de sua liberdade criativa. E ele o faz quando escreve para agradar o público ou bajular o poder, professar uma doutrina religiosa, disseminar uma ideologia, defender um partido político ou qualquer coisa que impeça aflorar, em sua criação literária, todos os anjos e demônios que o habitam.

Prepare-se: não há nada de novo a ser dito. Como sublinhou William Faulkner, o autor não importa, importa o que ele cria. Homero, Shakespeare, Balzac, todos escreveram sobre as mesmas coisas. A matéria humana é a mesma em todos os lugares e em todas as épocas. Generosidade e competição; dom e posse; admiração e inveja; abnegação e ambição. Somos todos feitos do mesmo barro e do mesmo sopro. Portanto, não se julgue original. Original é o modo de repetir o que já foi dito. Descrever o que todos conhecem. Isto é o que realmente interessa — escrever o que já foi dito de uma nova maneira. Um novo olhar. Um novo desenho da mesma realidade. E tenha presente o que disse Faulkner, "todos nós fracassamos em realizar nosso sonho de perfeição." Mas é preciso buscar alcançá-lo. Sempre. E vale lembrar o que disse Thomas Edison a respeito do gênio, "10% de inspiração e 90% de transpiração". O trabalho literário é penoso. Exige tempo, dedicação e, sobretudo, leitura, muita leitura. Para Faulkner, "um escritor precisa de três coisas: experiência, observação e imaginação. Sendo que duas dessas podem suprir a falta das outras; às vezes até mesmo uma".

Qual o ambiente ideal para escrever? Isso depende de cada escritor. Prefiro fazê-lo pela manhã, em silêncio e solidão. Faulkner dizia que o melhor emprego que teve na vida foi o de zelador de um prostíbulo. Ambiente perfeito para escrever. Tinha um teto seguro, cama e comida, as manhãs livres para criar e, à noite, podia se divertir com as mulheres e os clientes. O trabalho, mínimo, consistia em cuidar de umas poucas contas e, uma vez por mês, molhar as mãos da polícia local e dos contrabandistas de bebidas.

Uma condição essencial é se soltar. Nunca crie preso à camisa de força do preconceito, do moralismo, do partidarismo ou da crença religiosa. A arte é, por excelência, o espaço da liberdade. Todo artista é um clone de Deus. Saul Bellow, que nasceu no Canadá e desde os cinco anos passou a viver nos Estados Unidos, onde tornou-se escritor, preferia não falar de seus primeiros romances. Sua timidez o levava a temer a reação do mundo WASP (*White, Anglo-Saxon, Protestant* — anglo-saxão, branco e protestante). Ele só conseguiu se soltar em *As aventuras de Augie March*.

Solte-se!

Terça, 28 de abril de 2020 — 42º dia

É a palavra que cria. E ela é fundamentalmente humana. Sem ela, estaríamos no caos. Só ela harmoniza esse imenso quebra-cabeça que nos circunda. É possível imaginar a humanidade sem palavras? Seria como o caos primitivo, ainda que a natureza fosse bela e harmoniosa como uma sinfonia de Mozart. Sem palavras, o humano não teria sentido. Seria como um livro que contivesse a mais bela história, mas cujo texto ninguém soubesse ler. Ali estaria o livro, cheio de frases e significados, porém condenado ao silêncio.

A história do amor é a história da palavra entendida em sua natureza bíblica, como essa capacidade de recriar o real. O que é a paixão senão o impacto de descobrir que o real pode ser recriado? Aquele homem, com sua história clara-escura, aquela mulher, com seus risos e feridas e, no entanto, explode neles o fogo incontrolável da paixão — o poder de pronunciar, com novo sotaque e nova gramática, suas próprias vidas. A capacidade mágica de retraduzir o passado, resgatar dores e frustrações, apalpar o que neles há de divino. Palavra que no amor não se pronuncia apenas com sons articulados, mas também se escreve pelo silêncio dos gestos, como a oferta de uma flor ou o roçar da pele. Assim, todo gesto reproduz o toque primordial do *Gênesis* — as coisas se fazem ao fazermos.

O amor não é substantivo, muito menos adjetivo. É verbo. E se faz carne.

Quarta, 29 de abril de 2020 — 43º dia

A Covid-19 nos obriga a adotar certas atitudes que, em tempos normais, nem sempre são cuidadosamente observadas, como lavar as mãos. O brasileiro gosta de tomar banho, mas não tinha o costume de lavar as mãos. Nos restaurantes, quantas pessoas, vindas do trabalho, passavam antes pela pia?

Agora, tiramos do baú artefatos triviais que nos protegem da infecção: o sabão, inventado pelos fenícios há 2.600

anos; a máquina de costura para confeccionar máscaras, inventada pelo inglês Thomas Saint, em 1790; o isolamento social, adotado na Europa desde o século V frente à disseminação da peste.

As crises exacerbam o que temos de altruísmo e egoísmo. De um lado, se amplia a rede de solidariedade para socorrer os mais pobres. Poucos se perguntam por que existe pobreza. E muitos que contribuem para gerá-la, indiferentes à desigualdade social, agora destinam recursos aos menos favorecidos. Fico na dúvida se por compaixão ou para evitar que, a partir deles, o vírus se propague e perdure.

De outro lado, governos, como o dos EUA, praticam descaradamente a pirataria ao se apropriar de respiradores, máscaras e equipamentos de proteção individual destinados a outras nações. O mais grave é empresas exportadoras aceitarem o leilão dos produtos vendidos a países que chegam a pagar o tríplice do preço, prejudicando os demais.

No início de abril, 600 respiradores, no valor de R$ 42 milhões, foram retidos no aeroporto de Miami e impedidos de chegar à Bahia. A França denunciou os EUA pelo mesmo motivo. A Itália acusou a República Tcheca de roubar-lhe um carregamento de máscaras vindas da China no avião que fez escala em Praga. Empresas asiáticas comunicaram a governos africanos e latino-americanos que não mais lhes venderiam material sanitário porque os EUA e a União Europeia pagavam por eles valores mais altos.

As novas formas de discriminação ao suposto infectado são a outra face sombria despertada pela pandemia. A suspeita de que a moradora de um prédio, na capital paulista, teria contraído o vírus foi o suficiente para ela encontrar, preso ao para-brisa de seu carro, estacionado na garagem, um bilhete anônimo exigindo que mudasse de domicílio. Também são encarados com ojeriza idosos que vivem sozinhos e precisam ir à rua para comprar alimentos e medicamentos. Agora, qualquer tosse ou espirro soa como fatal...

Nos EUA, Dan Patrick, vice-governador do Texas, chegou a declarar que "os avós deveriam se sacrificar e aceitar morrer para salvar a economia".[32] Rick Santelli, comentarista do canal CNBC, dos EUA, propôs, como darwinismo sanitário, inocular o vírus em toda a população. Isso viria a acelerar o seu curso inevitável, mas traria estabilidade aos mercados.[33] Na Holanda, Frits Rosendaal, epidemiologista-chefe da Universidade de Leiden, declarou que "não devemos admitir nas UTIs pessoas muito velhas ou demasiadamente vulneráveis".[34]

Em tese, a Covid-19 não faz distinção de classe, idade, etnia ou ideologia. Porém, sociedades como a brasileira, na qual mais de 50% da população não dispõem de saneamento básico,

---

32 *El Mundo*, Madri, 24/3/20.
33 *El Salto*, Madri, 11/4/20.
34 Cf. https://okdiario.com/salud/coronavirus-holanda-no-hospitaliza-ancianos-ni-debiles-5372513

os pobres são as primeiras vítimas potenciais. Enquanto os empregados se arriscam, os patrões ficam bem protegidos em suas redomas de luxo.

Onde o serviço de saúde se transformou em mercadoria, como aqui, os segmentos sociais empobrecidos ficam mais expostos à infecção. Como exigir cuidados de quem não tem água corrente em casa ou não pode se isolar em um barraco de favela onde a família se amontoa?

Agora, muitos se convencem de que a salvação está na intervenção do Estado e não no liberalismo do mercado. Como afirma Noam Chomsky, "esta crise é o enésimo exemplo do fracasso do mercado. E exemplo também da realidade da ameaça de uma catástrofe ambiental. O assalto neoliberal deixou os hospitais desprovidos de recursos. Os leitos de hospitais foram suprimidos em nome da 'eficiência econômica'... O governo estadunidense e as multinacionais farmacêuticas sabiam, há anos, que havia grande probabilidade de ocorrer uma pandemia. Mas se preparar para isso não convinha aos negócios e, por isso, nada se fez".[35]

O filósofo Edgar Morin constata que "afinal, o sacrifício dos mais vulneráveis — idosos e enfermos — é funcional na lógica da seleção natural. Como ocorre no mundo do mercado, o que não suporta a competição é fadado a morrer. Criar uma

---

35 *Il Manifesto*, Roma, 18 de março de 2020.

sociedade autenticamente humana significa opor-se a todo custo a esse darwinismo social".[36]

A pandemia veio mostrar que o capitalismo, com a sua lógica de livre mercado e Estado mínimo, é uma panaceia para os males do mundo. Precisamos, o quanto antes, evoluir para uma sociedade pós-capitalista na qual os direitos coletivos estejam acima dos privilégios da acumulação de capital privado.

Quinta, 30 de abril de 2020 — 44º dia

Alguns amigos e amigas estão saturados de ficar em casa. Quem tem vida intelectual e artística suporta melhor a quarentena imposta pela pandemia de Covid-19. Outros já parecem entrar em depressão ou, ao menos, se mostram queixosos e se perguntam sempre "quando isso vai acabar?". Imagino que a mesma pergunta deve ter sido frequente em tempos de guerra. E, no entanto, todos se mantinham reclusos em seus abrigos para evitar a morte. Agora enfrentamos outro tipo de guerra, na qual o inimigo é invisível e capaz de burlar todos os nossos esquemas de proteção. Decidi, pois, enviar este texto a eles:

Por que lamentas estar isolado dentro de casa? Já pensaste naqueles que nem casa têm e são obrigados a conviver com o

---

36 *France 24*, Paris, 15 de abril de 2020.

risco iminente da infecção? Ou será que o teu coração é um cômodo entupido de ego, sem lugar para mais ninguém?

Por que lamentas se, agora, vives em uma prisão de luxo, com liberdade para estabelecer teus horários e escolher a comida que te agrada? Pensa naqueles que enfrentam longas filas para receber uma quentinha da caridade alheia.

Por que lamentas ao se ver obrigado a cancelar a festa de aniversário ou casamento, e arcar com o prejuízo que não será ressarcido? O que preferirias, a festa com o coronavírus invisível circulando entre teus convidados ou preservar a tua e outras vidas para festas vindouras?

Por que lamentas não poder fazer a viagem sonhada e programada, e se ver forçado a ficar recolhido em teu espaço doméstico? Ou seria melhor uma passagem sem volta para a morte?

Por que lamentas não poder sair à rua, encontrar amigos e voltar à tua rotina de trabalho e lazer? Ainda podes conversar por telefone, talvez trabalhar desde casa e improvisar teus métodos de ginástica.

Por que lamentas ser idoso e figurar entre os mais vulneráveis? Alguma vez te passou pela cabeça que o melhor da velhice é não haver morrido jovem? Já que chegaste a esta idade, cuida de preservar a tua vida por mais alguns anos e, quem sabe, décadas.

Por que lamentas ser obrigado a fechar teu comércio, teu escritório, ameaçado de ter tua renda reduzida? Já imaginaste se não fossem tomadas medidas restritivas e a pandemia se multiplicasse a ponto de atingir a ti e a teus entes queridos? Por que lamentas o que te soa como perda ou privação? Nunca pensaste nas pessoas em situação de guerra, nos refugiados, nos que não têm acesso a nenhum sistema de saúde? Não contabilizes as tuas perdas, e sim os teus ganhos, como estar vivo, gozar de boa saúde e desfrutar do convívio com tua família.

Por que lamentas não suportar a solidão que te obriga a um encontro mais íntimo contigo mesmo? Não é hora de fazer um balanço na própria vida, reavaliar os valores abraçados e reconsiderar convicções arraigadas? Não é este o momento de reinventar-te?

Não lamentes! Tens um teto, o alimento garantido e boa saúde. És um privilegiado. Lamenta, sim, por aqueles que nada disso possuem. Não por escolha, e sim por serem vítimas de um sistema econômico seletivo e excludente, no qual os interesses do capital privado pairam acima dos direitos coletivos.

Não te afogues em teu lamento. Extraia dele forças para mudar o que consideras injusto. E cuida-te! Não te julgues imortal. O teu e o meu dia chegarão. Mas não apressemos os desígnios de Deus. Na vida nada tem maior valor do que a própria vida.

Guarda teu pessimismo para dias melhores. E repete a *Prece* de Fernando Pessoa: "Senhor, protege-me e ampara-me. Dá-me que eu me sinta teu. Senhor, livra-me de mim."

Sexta, 1º de maio de 2020 — 45º dia

O Vietnã é, hoje, exemplo para o mundo de como enfrentar a pandemia. Com quase 96 milhões de habitantes e ocupando área pouco maior que a de Goiás, até 30 de abril não registrara uma única morte por Covid-19 entre os 270 infectados, dos quais 220 já tiveram alta hospitalar.

Sábado, 2 de maio de 2020 — 46º dia

O noticiário brasileiro prioriza o avanço da pandemia e a inoperância dos governos federal, estaduais e municipais. Sucedem-se denúncias de corrupção, como a compra de respiradores superfaturados e desvios de verbas públicas. O que cada um de nós mais teme, inclusive aqueles que, por razões de sobrevivência, são obrigados a não respeitar o confinamento, é contrair o vírus de forma letal.

Será mesmo que a nossa maior ameaça de genocídio é a Covid-19?

Penso que não. Nossa maior ameaça não é a pandemia, é o pandemônio. Entre as definições do Grande Dicionário Houaiss, pandemônio é "associação de pessoas para praticar o mal ou promover desordens e balbúrdias".

O principal mal que, hoje, ameaça a nação brasileira é o governo Bolsonaro, que sofre de tanatomania, obsessão por morte. Uma pessoa que sofre de obsessão fálica em armas, defende a tortura, exalta torturadores e milicianos, com certeza não tem a menor preocupação com o crescente número de vítimas da pandemia. Porque é psicologicamente bloqueada para enxergar o outro. Só consegue ver a si e sua extensão, como os filhos. É a síndrome da despersonalização, transtorno que induz à insensibilidade e faz os sentimentos funcionarem apenas na cabeça, ou seja, raciocina-se sobre eles sem conseguir vivenciá-los.

Ele que tanto gosta de atirar e se gaba de sua boa pontaria, não tem por que se importar com qualquer onda de letalidade, desde que não o atinja. Já que não pode dar vazão ao seu desejo manifesto de "matar 30 mil", ele se compraz em ver multiplicar, diariamente, o número de mortos pelo Covid-19.

Sua única preocupação é que a pandemia afete gravemente a economia e, de quebra, sua possibilidade de reeleição — o que, psicologicamente, pode ser entendido como perpetuação. Age como se fosse invulnerável. Se escapou de uma suposta facada, não será um vírus, uma "gripezinha", que haverá de abatê-lo. Por isso, não respeita o confinamento e o isolamento social, sai à rua sem máscara, não evita aglomerações nem se importa com distanciamento pessoal.

É essa sensação de impunidade e imunidade que deve ter passado pela cabeça de Nero ao ver Roma arder em chamas. Abraçado à sua lira, estava convicto de que o incêndio não chegaria a seu palácio.

Mais grave que o vírus é esse descaso governamental. Porque, além de milhares de mortos pela pandemia, produz vítimas da economia, os 13 milhões de desempregados e os 120 milhões de brasileiros, dentre os 150 milhões maiores de 16 anos, que ganham menos de dois salários mínimos por mês. Isso sem contar aqueles que serão afetados pela recessão provocada pela Covid-19.

Ele dissemina o espectro da morte simbólica ao liberar a violência policial e o comércio de armas; menosprezar a cultura e o respeito aos direitos humanos; sucatear a educação e favorecer o desmatamento e a invasão de terras indígenas.

Esse vírus do pandemônio, que habita o Palácio da Alvorada e exerce o seu ofício letal no Planalto, é a mais séria ameaça à democracia e à nação brasileiras.

Domingo, 3 de maio de 2020 — 47º dia

Não há falta de recursos no mundo, há falta de justiça e, sobretudo, partilha. A desigualdade mundial é gritante. Apenas 1% da população detém mais riqueza que os 99% restantes. E 26 famílias acumulam uma fortuna igual à soma das riquezas de metade da população mundial, ou seja, 3,8 bilhões de pessoas. No Brasil, segundo o economista Ladislau Dowbor, seis famílias acumulam mais riquezas que 105 milhões de brasileiros que se encontram na base da pirâmide social.

É preciso, pois, avançar para a democracia econômica. Não basta a democracia política na qual, em tese, todos participam da escolha de seus governantes. Todos deveriam usufruir dos bens da Terra e dos frutos do trabalho humano. E uma renda básica universal teria que ser assegurada a cada família. Todas elas merecem ter acesso gratuito aos direitos humanos básicos, como alimentação, saúde e educação. Engana-se quem pensa que isso representa custos. São investimentos que melhoram significativamente o nível de desenvolvimento da sociedade e a qualidade de vida da população.

Hoje, o desafio é aprimorar a democracia. Fazê-la avançar de meramente delegativa para participativa, na qual os cidadãos decidem o destino dos recursos do Estado através de sistemas de transparência da gestão desses recursos possibilitados pelas novas tecnologias.

A tributação deveria recair sobre os fluxos financeiros de modo a conter o capital especulativo. O Brasil, desde 1995, isenta os mais ricos de pagar impostos sobre lucros e dividendos, o que constitui gritante injustiça. Uma profunda reforma do sistema financeiro teria que resultar no estímulo a bancos públicos e comunitários, cooperativas de crédito e moedas virtuais.

Será preciso planejar o desenvolvimento local integrado, de modo que cada município possa cuidar do manejo sustentável dos recursos naturais, alcançando assim o equilíbrio econômico, social e ambiental.

Estabelecer uma economia do conhecimento que, hoje, é o principal fator de produtividade. Toda a sociedade ter acesso aos avanços tecnológicos. Rever as políticas de patentes, copyrights, royalties. E democratizar os meios de comunicação, combater os oligopólios, tornar a sociedade bem informada.

Segundo Joseph Stiglitz, "nas últimas quatro décadas, a doutrina prevalecente nos EUA tem sido a de que as corporações devem potencializar os valores para seus acionistas — isto é, aumentar os lucros e os preços das ações — aqui e agora, não importa o que aconteça, sem se preocupar com as consequências para os trabalhadores, clientes, fornecedores e comunidades".

É esta lógica denunciada por Stiglitz que gera a desigualdade social e, em consequência, tudo aquilo que significa exclusão e sofrimento para a maioria da população mundial.

Segunda, 4 de maio de 2020 — 48º dia

Ficar confinado suscita muitas nostalgias. Vontade de reencontrar parentes, amigos, visitar livrarias, jantar fora, caminhar pelas ruas ou parques sem máscara e perigo de contaminação.

É muito diferente ficar voluntariamente retido em casa e compulsoriamente trancado na prisão, como fiquei ao longo de quatro anos. O prisioneiro também sente nostalgia das boas coisas da vida, porém de modo mais realista, pois sabe que são meras fantasias impossíveis de ser realizadas, pelo simples fato de a chave da porta ficar do lado de fora...

Agora, na pandemia, a chave fica do lado de dentro. Basta abrir e sair à rua, aliás como muitos fazem diariamente, seja por necessidade, impaciência ou imprudência. Ainda assim, não conseguem realizar seus sonhos, porque os amigos estão isolados; os bares, fechados; os espetáculos artísticos, cancelados ou adiados. E andar pela rua, mesmo com máscara, é arriscado. Aglomerações são inevitáveis.

Só de pensar nessas limitações me conformo em permanecer confinado. Um luxo comparado aos tempos de cárcere. Há, porém, uma diferença que incomoda e assusta: o carcereiro-carrasco é invisível. Ele mede 85 nanômetros. Para se ter ideia do que isso significa, um fio de cabelo tem 100 mil nanômetros de espessura. Para detectar o novo coronavírus, um microscópio eletrônico precisa ampliá-lo ao menos 80 mil vezes. E esse ser de dimensões ínfimas é capaz de infectar-me e provocar a minha morte.

Na prisão, a aproximação do carcereiro era anunciada pelo bater de portas, passos na galeria, tilintar do molho de chaves. Agora, o inimigo é imperceptível. Não manda aviso prévio. Pode estar na embalagem que manuseio, na casca da fruta que corto, no corrimão que toco.

Ainda que eu tome todos os cuidados higiênicos e cuide de desinfetar tudo que chega da rua, o risco perdura. O que me protege é o privilégio de não ter que sair de casa para garantir a sobrevivência, ao contrário da maioria da população brasileira, e dedicar-me a um trabalho que exige recuo e solidão mesmo em tempos "normais" — escrever. Assim, consigo encurtar os dias e manter uma agenda de projetos literários que me ocupará ainda por muitos meses.

Terça, 5 de maio de 2020 — 49º dia

O escritor Lisandro Otero, adido cultural da embaixada de Cuba, se ofereceu para acompanhar-me pela capital russa em uma noite de 1986. Moreno, de forte compleição, voz de barítono e jeito muito afetuoso de tratar os amigos, perguntou o que eu gostaria de conhecer na noite moscovita:

— A cozinha russa.

Fomos ao restaurante Arbat, na rua de mesmo nome. Eu teria preferido a casa de uma família russa, mas isso era proibido a um estrangeiro; a KGB podia suspeitar de espionagem. Os russos também não podiam frequentar casas de estrangeiros.

De entrada, pedimos vodca e caviar, a especialidade da casa. Lisandro Otero contou que, na década de 1930, o caviar era apenas uma pasta de ovas que no desjejum alimentava as famílias mais pobres. Degustamos cogumelos quentes com vinho branco. De prato forte, esturjão com batatas. De sobremesa, sorvete e café.

O romancista cubano se espantou ao me ver degustar com prazer, como se fosse a primeira vez, ovas de esturjão.

— Quando crianças — expliquei —, Nando, meu irmão mais velho, e eu, costumávamos passar as férias de verão no Rio, na casa dos Guinle Paula Machado, uma aristocrática família com a qual minha mãe tinha transverso parentesco. Certa noite, acompanhamos nossos anfitriões, Isá Guinle Paula Machado Libanio e Nelson Libanio, a um jantar no palacete dos irmãos Celina e Guilherme Guinle.[37] Tudo movido a porcelana inglesa, talheres de Vermeil, cristais da Bohemia e impecável serviço à francesa. Antes de passarmos à mesa, enquanto os convidados se entretinham nos aperitivos, o garçom me estendeu a bandeja com pequenas torradas e potinhos de cristais repletos de gelo moído em volta de pequena bacia de prata recheada de uma pasta preta encaroçada. Era o famoso caviar que eu nunca havia provado. Convicto de que gente fina tem bom gosto, não me fiz de rogado. Peguei uma torrada e indaguei ao garçom: "Como se come isso?" Ele apontou com o queixo a cuia de cristal e disse: "Passe por cima do pão." Com a espátula de Vermeil, cobri a torrada com o caviar e, por cima, acrescentei uma camada de gelo picado. Desde então, para o meu paladar o caviar não tinha outro gosto senão o de pão com gelo!

---

37 O imóvel ainda hoje se ergue na esquina das ruas São Clemente com Guilhermina Guinle, em Botafogo, e pertence à Firjan (Federação das Indústrias do Estado do Rio de Janeiro).

Naquele jantar foi a primeira vez que, após a gafe, saboreei caviar *comme il faut*.

Quarta, 6 de maio de 2020 — 50º dia

Retornei a Moscou em fevereiro de 1987. Com uma tarde livre, decidi ver um filme, mesmo sem saber uma palavra de russo. Imensa fila formava-se à porta do cinema próximo à rua Arbat, onde se exibia *O arrependimento*, filme transformado em símbolo da *glasnot* por ter sido proibido durante dois anos, embora seu diretor, George Abuladze, o tenha realizado sob a proteção do então primeiro-secretário do Partido Comunista na Geórgia, o ministro das Relações Exteriores de Gorbachev, Eduard Shervadnadze.

Gravado em georgiano, o filme tinha legendas em russo. A forte beleza das imagens me facilitou entender o roteiro. Trata-se da história do prefeito de uma pequena cidade. Usa bigodinho tipo Hitler, camisa preta ao estilo Mussolini e cruza os braços como Stálin. Ao morrer, todos choram, exceto uma mulher que vive de fazer bolos em forma de igrejas. É uma das vítimas da prepotência daquela autoridade e insiste em manter insepulto o cadáver do prefeito. Desenterra-o a cada noite, para que ninguém se esqueça daquele que encarnara a opressão.

Quinta, 7 de maio de 2020 — 51º dia

Em outubro de 1987, de visita à Polônia, passei um dia no campo de concentração de Majdanek. Ali foram assassinadas 360 mil pessoas em trinta e três meses de funcionamento, entre outubro de 1941 e julho de 1944.

Em 1941, o chefe da SS[38] em Lublin, Odilo Globocnik, foi nomeado por Heinrich Himmler para construir um campo capaz de abrigar 25 mil pessoas. Enquanto Treblinka e Sobibor eram campos destinados exclusivamente a judeus, Madajnek ficou reservado também à população polonesa. Embora recebesse o pomposo nome de *Kriegsgefangenenlager* — campo de prisioneiros de guerra — a maioria dos que passaram por ali era de civis poloneses ou provenientes de outros países. A sucessiva troca de comando impediu que tivesse o grau de organização alcançado em Auschwitz. E por estar situado em região habitada exclusivamente por poloneses, seus prisioneiros lograram estabelecer canais com o exterior, de modo que as fugas tinham chances de ser bem-sucedidas.

O campo dividia-se numa área para os SS e outra para os prisioneiros. Na primeira, ficava o comando, três barracões que serviam de caserna para os SS, a prisão, a sala de depilação, a enfermaria, o armazém, as oficinas e dezesseis celas solitárias. Dispunha de sete câmaras de gás e cinco fornos

---

38 Abreviação de *Schutzstaffel*, organização paramilitar do Partido Nazista.

crematórios. Na outra área havia 150 barracões, dos quais 128 destinados aos prisioneiros ou "internos", como eram chamados. Os demais serviam de armazéns e oficinas. Havia ainda um conjunto de 80 barracões, que funcionava como a filial lubliniana das confecções SS de Dachau. Mas só 1/5 do projeto foi executado. Ao contrário dos outros campos, em geral edificados distantes de vilas e cidades, Majdanek fica na periferia de Lublin que, no início da década de 1940, contava com cerca de 100 mil habitantes. Ao lado de sua cerca passa uma movimentada rodovia.

Uma razão econômica levou os nazistas a quebrar ali o princípio de dissimular os campos aos olhos da população: o projeto de construir nas proximidades uma cidade industrial para os SS e suas famílias. Os prisioneiros forneceriam a mão de obra gratuita.

Ao chegar no campo, os prisioneiros eram despidos. Os pertences, mesmo afetivos, como fotos e cartas, recolhidos pelos guardas. Em seguida, conduzidos à depilação e banho com desinfetante. Os cabelos dos presos eram usados pelos nazistas para revestir suas botas e proteger os pés no inverno.

Prisioneiros de mais de cinquenta nacionalidades passaram pelo campo ou tiveram ali seus últimos dias de vida. Todos eram conhecidos e tratados por seus respectivos números, jamais pelos nomes. Por vezes, o campo chegou a abrigar mais de 40 mil pessoas. Os beliches eram de três camas. Não havia proteção contra o inverno. Cada barracão dispunha de 250 beliches, abrigando 750 pessoas. Como a roupa de cama jamais era lavada, os vermes e insetos se multiplicavam. O único utensílio permitido a cada prisioneiro era uma gamela, na qual comia com as mãos — talheres eram proibidos —, recolhia água para se lavar e, por vezes, fazia suas necessidades fisiológicas, já que os banheiros eram poucos para tanta gente. A ração alimentar era mínima, e não ultrapassava mil calorias por dia.

Vi galpões que aparentemente abrigavam salas de banho, com muitos chuveiros espalhados pelo teto e buracos nas paredes. As vítimas ignoravam o que lhes aguardava. Antes de entrar na câmara de gás, tomavam banho. Na porta, a inscrição: "Banho e desinfecção." A diferença é que aberta a torneira do lado de fora do prédio, hermeticamente fechado, dali saía gás. Podia-se matar, em cada câmara, 150 pessoas simultaneamente. Por uma placa de vidro os SS observavam a agonia e a morte dos prisioneiros.

Do campo de Majdanek guardo, em minha lembrança, as raras e dramáticas fotos das crianças atulhadas nos barracões-prisões, como se estendessem os olhos à procura dos pais ou de alguma esperança. Na completa ausência de um único sorriso, todo o horror de uma época.

Sexta, 8 de maio de 2020 — 52º dia

Já são 4 milhões de pessoas infectadas pela Covid-19 em todo o mundo.

A tragédia brasileira também se aprofunda. Hoje, o número de pessoas infectadas no Brasil chegou a 145.328. Dados do Ministério da Saúde.

Sábado, 9 de maio de 2020 — 53º dia

A desconfiança nasce como ponto de ferrugem no coração. Basta uma palavra equivocada, uma inflexão de voz, um gesto que traia a expectativa, e eis a desconfiança instalada! Desconfia-se do marido que chega a casa fora de hora; da mulher que se arrasta com o telefone para um canto; do filho repentinamente silencioso; do colega de trabalho cujo olhar agora parece oblíquo; da empregada doméstica que abre uma porta sem antes bater.

Há patrões obcecados pela ideia de que pagam salários a quem conspira contra eles; gerentes certos de que os subalternos tramam facadas pelas suas costas; autoridades religiosas que, convencidas de ser as únicas guardiãs da ortodoxia, miram seus fiéis como hereges em potencial.

Na família, o veneno da desconfiança inocula-se quando entram em jogo bens e heranças. Irmãos transformam-se de sócios em concorrentes e de concorrentes em inimigos. As intimidades alheias desbordam de boca em boca e os impropérios multiplicam-se sob o cuidado óbvio de preservar a mãe.

O desconfiado observa a conversa alheia como conspiração, e acredita que aquela demora ao telefone tece um plano maquiavélico para derrubá-lo. Se farto em banhas, julga que todos o consideram demasiadamente gordo; se macérrimo, que contraiu Aids.

Entre políticos, a desconfiança é a mãe da eterna vigilância. No governo, os partidos aliados desconfiam um do outro. E todos confiam que o Presidente não confia neles. Confia tão somente nos motes de seu oráculo, por cuja bocarra solta o seu lado assustadoramente mais verdadeiro e menos protocolar.

Dentro do partido, os correligionários estão sempre alertas, pois sabem que nem todos agem como escoteiros na prática de boas ações. Trafega-se das imprecações aos precatórios, das prevaricações aos privilégios. E traficam-se influência, apadrinhamentos, interesses pessoais e verbas.

Entre casais, o ciúme é o espinho que deita raízes na desconfiança. Inseguro, o parceiro projeta-se na parceira. Teme que outro possa ser mais atraente do que ele. Ao ver a mulher cumprimentar um amigo com amável sorriso, sente ganas de xingar, protestar, agredir. O ciumento não suporta a felicidade alheia. Sobretudo quando a alegria do outro o fere de mágoa.

Longe da amada, a imaginação do ciumento enlouquece. A recordação de um simples gesto da mulher — rir da piada de um colega, tratar bem ao telefone um estranho, aceitar a mão do homem que a ajuda a descer do carro — dilata-se em sua mente qual espada afiada do Anjo Exterminador.

Há quem desconfie de bancos e banqueiros. Passa o dia a fazer contas. Em Minas, o coronel Sinfrônio toda semana ia à agência bancária, retirava o dinheiro, contava cédula por cédula e, aliviado, devolvia-as ao caixa. Instaurada a poupança, passou a colecionar extratos, com o cuidado de ligar para o gerente ao menos uma vez ao dia. Desconfiava de que seu rico dinheirinho não andava rendendo o que merecia...

Há quem desconfie dos médicos. Vai a um, dois ou três, convencido de que há entre eles uma trama para ocultar-lhe o verdadeiro diagnóstico. Sabe que anda malíssimo, basta reparar nos olhares furtivos da família, nos cochichos atrás das portas, no tratamento esquivo dos colegas de trabalho. Como pode estar bem se a bateria de remédios que ingere não tem surtido efeito? O único que compreende o seu drama e estende-lhe o ombro amigo é o agente funerário...

Os açougueiros são as vítimas preferidas das donas de casa. A carne fresca tem aspecto de que já esteve congelada, o contrapeso excede o admissível, as pelancas sobram pelas bordas, a balança deve estar adulterada. Os vendedores de frutas sofrem a desconfiança dos consumidores por controle remoto: a cada aperto no abacaxi, na manga ou no mamão, é no fígado do dono da banca que dói. E ainda há quem pergunte se a fruta foi cultivada com agrotóxico. Só falta ouvir como resposta uma detalhada descrição dos índices de venenos jogados nas lavouras.

Caixa de supermercado também não escapa dos desconfiados. Nervosos por não acompanharem a agilidade com que os produtos são faturados, refazem as contas, comparam, consideram um absurdo os carrinhos de compras ainda não terem calculadoras como nos *free-shops*.

É raro o pai que não desconfia do primeiro namorado da filha, quase um sequestrador tacitamente aceito na família. Deve-se mantê-lo sob observação, conhecer suas origens familiares, acompanhar seus passos, vigiar seus hábitos. Em Minas, pergunta-se logo ao rapaz qual o sobrenome, para conferir se procede de boa estirpe. Em São Paulo, onde trabalha, para se ter ideia de suas posses. No Rio, nada se questiona para evitar confusões.

Para o pai desconfiado, a filha é uma santa. O rapaz, lobo travestido de cordeiro. Ou como vociferava o padre Johannes, holandês encorpado, nos sermões de minha infância: "A moça é uma lagoa límpida e transparente. O rapaz, barro árido e pedregoso. Quando se juntam, formam aquela lama..."

Inseguro é quem desconfia de si mesmo. Nunca sabe se deve dar o primeiro passo com o pé direito ou o esquerdo. Censura as próprias palavras e envergonha-se de suas atitudes. Atribui à mente alheia uma imagem de si que, de fato, só existe em sua cabeça.

Os racistas não se assumem, admitem apenas que desconfiam daquele sujeito, tipo estranho, elemento esquivo e de aspecto duvidoso. Os nazifascistas ainda são capazes de vislumbrar o fantasma do comunismo até no vermelho do tomate, e os esquerdistas consideram lacaios do imperialismo todos que não rezam por sua cartilha.

Jesus aconselha-nos a sermos simples como as pombas e espertos como as serpentes. Essa síntese impede que oscilemos entre a ingenuidade e a desconfiança. Como acentuavam os medievais, a virtude reside no meio.

Domingo, 10 de maio de 2020 — 54º dia

Ao visitar enfermos, descubro que a dor ou o sofrimento não é só físico. É também mental, moral, afetivo e espiritual. Todavia, a medicina ainda permanece asfixiada pela camisa de força do cartesianismo alopático, como se medicamentos trouxessem a cura de todos os males.

Sofrem fisicamente os acidentados, os portadores de (d)eficiências, os que trazem no organismo anomalias que se manifestam pela dor. A esses não bastam os recursos da alopatia, da homeopatia ou da medicina alternativa. A acupuntura é um excelente recurso, bem como o apoio terapêutico.

Quem sofre precisa evitar submergir no desespero. Essa emersão dá-se na medida em que não se assume como doente;

apenas há uma doença e assim como ela veio, deve ir. A consciência do próprio sofrimento é uma forma de transcendê-lo e, de certo modo, dominá-lo. No entanto, ainda são exceção os profissionais da saúde que indagam, não apenas o que sente o paciente, mas também como vive, pensa, trabalha, diverte-se, come e imagina o seu futuro. O budismo visa a exatamente livrar-nos do sofrimento. O cristianismo imprime a ele um caráter redentor. O trabalho espiritual em torno da dor faz com que se torne, de fato, como sugere Jesus, "um peso leve e um fardo suave". Não deixa de ser peso nem fardo. Porém, torna-se suportável.

O sofrimento mental marca aqueles que são considerados esquizofrênicos, psicóticos, paranoicos etc. É uma característica também dos dependentes de drogas e do álcool. O recurso mais adequado para enfrentar tais pacientes é o afeto. O amor "move montanhas" e quebra as resistências da loucura.

É difícil amar nesses casos. Pois, num primeiro momento, não há reciprocidade. E nosso amor tem sempre uma pitada de cobrança. Amamos para ser amados. Quando o afeto é uma via de mão única, às vezes respondido com agressão e repulsa, é preciso muita paciência e compaixão para fazer o outro sentir-se verdadeiramente amado.

O adestramento, a reeducação, o apoio farmacológico e terapêutico são recursos necessários, mas não substituem o carinho. No caso dos dependentes químicos, assim como a carência de afeto costuma ser a porta de entrada, só o amor funciona como porta de saída. Daí o padecimento dos parentes de pessoas internadas por causa da Covid-19, impedidas de receber visitas e receber consolo presencial de amigos e religiosos.

O sofrimento moral advém de calúnias, difamações, injúrias e, também, de situações desmoralizadoras. A compaixão é o melhor remédio, seguida do perdão. Trata-se de ajudar a pessoa em depressão moral a mudar seus paradigmas e, em caso de erro, engajar-se na reparação. Muitas vezes sofremos por motivos fúteis. Daí a importância de modificar referências, para se adquirir uma nova visão de si, dos outros e do mundo.

Ajudar aquele que sofre a objetivar sua dor é trazê-lo à tona, livrando-o da opressão. Lembro meus tempos de prisão sob a ditadura. Os presos se dividiam entre os que falavam e os que se calavam a respeito do próprio encarceramento. Em geral, os primeiros saíram em melhores condições psicológicas. Entre os que ainda hoje se calam, fica a impressão de que a prisão não saiu de dentro deles.

O sofrimento afetivo resulta de separações conjugais, infidelidades, perdas de pessoas queridas, mortas ou desaparecidas, e de expectativas frustradas. Nesses casos, importa trabalhar o sentido da vida, abrir-se a uma nova ótica das coisas, fazer da dor motivação para começar de novo. Buscar a reconciliação quando possível, mudar de lugar social quando a perda é inevitável, sem perpetuar lutos e expectativas.

Em todo sofrimento há uma dimensão espiritual. Quem se apega ao supérfluo, sofre por ter apenas o necessário. Quem teme a morte lamenta, no fundo, desgarrar-se de tantos apegos desta vida. Quem tudo doa e se doa, não tem o que perder diante da proximidade da vida que é eterna e terna.

Quanto mais profunda a espiritualidade, menos pesa a dor. Nesse sentido, oração e meditação são recursos aconselhados. Nos últimos anos, várias pesquisas científicas, cujas referências podem ser encontradas na internet, comprovam que a oração de fato alivia a dor dos pacientes e favorece a sobrevida.

A espiritualidade provoca uma mudança de ótica, redimensiona os valores, resgata o caráter libertador do sofrimento. Leituras religiosas ajudam a encarar a vida por outro ângulo. Contudo, é o compromisso com os outros que permite descobrir a dimensão terapêutica do amor. Quem se dedica aos outros esquece um pouco de si e relativiza as próprias angústias e inquietações.

Tanto maior o amor, tanto menor a dor.

Segunda, 11 de maio de 2020 — 55º dia

Ingressei cedo na política: aos treze anos, no grêmio estudantil do Colégio Dom Silvério, em Belo Horizonte. Aos quinze, fui eleito primeiro vice-presidente da União Municipal dos

Estudantes Secundaristas da capital mineira.[39] Aos dezessete, dirigente nacional da Juventude Estudantil Católica (JEC), que congregava cerca de cinco mil jovens em todo o Brasil. Aos 21, simpatizante da Ação Popular (AP), quando a organização começava a perder seu odor de água benta para recitar a cartilha maoista, passando pelos lapidares conceitos marxistas althusserianos.

Naqueles idos da segunda metade da década de 1960, grupos de *apedeutas* — como eram conhecidos os militantes da AP — iam ao convento dominicano do bairro das Perdizes, em São Paulo, ter aulas dominicais de marxismo, segundo fichas que eu preparava religiosamente, baseadas na obra do Jean-Yves Calvez, *O pensamento de Karl Marx*. Tínhamos fé no marxismo, sem entendê-lo em profundidade. Paradoxo — o manual de marxismo era obra de um padre jesuíta escrito para combatê-lo... Ocorre que Calvez apresenta as ideias de Marx com tanta precisão e didatismo que, anos depois, na prisão, o livro foi utilizado em cursos de marxismo improvisados nas celas coletivas.

Aos 23 anos, colaborei com a Ação Libertadora Nacional (ALN), comandada por Carlos Marighella. Após quatro anos de prisão, vinculei-me, via atividade pastoral, a movimentos

---

39   O presidente, Tomáz Aroldo da Mota Santos, conhecido como Baiano, meu companheiro na JEC (Juventude Estudantil Católica) e ex-reitor da Universidade Federal de Minas Gerais (1994-1998), faleceu, aos 76 anos, no dia 18 de junho deste ano. Padecia de câncer nos rins.

populares, sindicais e políticos que interferiram na derrubada do regime militar brasileiro.

Minha mineirice — essa suposta sabedoria política inata — preservou-me de ambições políticas. Ao contrário de muitos de meus conterrâneos, nunca me atraiu o poder ou qualquer função pública. Por isso abandonei, sem lamentar, a função de assessor especial do presidente Lula, após dois anos de trabalho no Palácio do Planalto (2003-2004), no programa Fome Zero.[40]

Nem mesmo na Igreja tive a veleidade de alçar funções de poder, como diaconato e sacerdócio. Vou morrer irmão leigo, impedido de escalar qualquer degrau da hierarquia da Igreja. Sou um militante de base.

O que me agrada é servir politicamente.

Terça, 12 de maio de 2020 — 56º dia

Como será o "dia seguinte" dessa pandemia? O que mudará em nossos países e em nossas vidas?

Ainda é cedo para previsões. Alguns sinais, porém, já indicam que, ao contrário do que diz a canção, não viveremos como os nossos pais.

---

40 Sobre meu período no governo ver, de minha autoria, *A mosca azul — reflexão sobre o poder* (Rocco) e *Calendário do poder* (Rocco).

Por que a China conseguiu deter o aumento da epidemia em tempo relativamente curto, se considerarmos que, numa população que ultrapassa 1 bilhão de pessoas, não é fácil exercer tão eficiente controle? E é justamente esta palavra — controle — o indício de que a ficção de George Orwell no romance *1984* chegou à realidade.

As nossas frágeis instituições democráticas estão ameaçadas. O mundo tende a se transformar em uma gigantesca casa do *Big Brother*, na qual todos sabem o que todos fazem, em especial aqueles que detêm o controle dos algoritmos.

A exigência de ficar em casa demonstra ser possível manter a sociedade em funcionamento sem obrigar milhares de pessoas a se deslocar diariamente de casa para o local de trabalho. Isso traria muitas vantagens para o capitalismo: não precisar manter tantos prédios com escritórios e outros espaços laborais, nem funcionários para cuidar de limpeza, refeições, manutenção, energia, mobiliário etc.

Muitos serão como empregadas domésticas antes da lei de 2015 que assegura direitos a elas: sem carteira assinada, leis trabalhistas, vínculos sindicais e queixas pelos corredores. Todos dormindo "no serviço", sem hora para entrar e sair, obrigados a comprar o próprio alimento, sem direito a descanso no fim de semana, e induzidos a fazer do espaço doméstico local de trabalho, o que certamente afetará as relações familiares. Seremos todos prestadores de serviço, uberizados pela atomização das relações de trabalho.

Outra possibilidade de esgarçamento democrático é as autoridades, por mero capricho autoritário, decidirem nos impor, com frequência, o toque de recolher. O "fica em casa" passa a ser rotineiro, e nossa mobilidade controlada pela polícia. E as fronteiras de nossos países podem ser periodicamente fechadas, o que nos faria experimentar como se vive na Coreia do Norte.

Contudo, há malas que vêm de trem, como se diz em Minas. A pandemia desmoralizou o discurso neoliberal de eficiência do livre mercado. Como em crises anteriores, mais uma vez se recorreu ao papel interventor do Estado. Os países que privatizaram o sistema de saúde, como os EUA, enfrentam mais dificuldade para conter o vírus que os países que dispõem de sistema público de atenção aos enfermos. Talvez isso suscite cautela frente às propostas de privatização e até mesmo incentive reestatizações.

Fator positivo é, em meio à crise, estreitar laços de solidariedade, partilhar bens, cuidar dos vulneráveis, resgatar antigas brincadeiras para entreter as crianças e, sobretudo, descobrir que podemos ser felizes curtindo o âmbito familiar e sem muitas atividades fora de casa.

Quarta, 13 de maio de 2020 — 57º dia

Hoje o mundo registra 300 mil vítimas fatais da pandemia. No Brasil, elas já passam de 800 apenas nas últimas 24 horas. E o governo Bolsonaro, indiferente, não move uma palha para salvar vidas.

Quinta, 14 de maio de 2020 — 58º dia

O Brasil atingiu, hoje, a dramática marca de 202.918 casos de pessoas infectadas pela Covid-19. E 13.993 mortes pelo vírus que o presidente *BolsoNero* chamou de "gripezinha".

Sexta, 15 de maio de 2020 — 59º dia

Benditos os que têm fome de si e mergulham fundo no âmago do ser, arrancam dissabores do paladar medíocre, farto de migalhas caídas da mesa de Narciso. E os insaciados no apetite de beber do próprio poço e devorar gorduras impregnadas nas reentrâncias da alma.

Benditas as mulheres famintas de amor, feitas de fios de renda, a tecer a vida na magia de pequenos gestos cotidianos: a cozinha limpa, o feijão catado, a cama arrumada e o vaso da janela regado de ternura. Elas conduzem a lua como um farol que, mês a mês, atrai seus corpos para rubros mares prenhes de vida.

Bendita a fome itinerante de homens ávidos de saber, curiosos quanto aos mistérios desse breve existir, e cujas mãos transmutam árvore em mesa, trigo em pão e leite em manteiga. Generosos, não precisam exibir espadas para provar que são guerreiros. Espalhada à sua volta, a sombra do aconchego aninha a família em segurança.

Benditos os que reverenciam o sol, a flor, a água e a terra, e trazem um coração ao ritmo das estações, confeiteiros de primaveras espirituais. Eles sabem encher suas taças de chuva e assar o pão no calor de amizades.

Benditos todos que se irmanam ao canto telúrico de Francisco e dançam ao ritmo alucinado dos girassóis de Van Gogh, impregnados da sabedoria búdica que não se algema à nostalgia do passado, nem se precipita na ansiedade do futuro. Eles saboreiam o presente como inestimável presente.

Benditas a manhã reinaugurando a vida após o sono; a idade esculpindo rugas carregadas de histórias; e benditos todos que, saciados de anos, não temem o convite irrecusável das bodas de sangue que, afinal, haverão de saciar a nossa fome de beleza.

Benditos os bem-aventurados na ânsia de ver repartido o pão da vida, sem encher a bolsa de sementes de podridão. Estes sentam à mesa com espírito solidário e têm direito à embriaguez do vinho que, transubstanciado, encharca o coração de alvíssaras.

Benditas as mãos que traduzem sentimentos e semeiam carícias, aplacando a fome de afeto. E os olhos repletos de luzes e as palavras floridas de beijos. E esse voraz apetite de silêncio, leve como o voo de um pássaro.

Benditos a gula de Deus, os vulcões ativados nas entranhas, o arco-íris da pluralidade de ideias, a confraria das boas ações, os livros que nos leem, os poemas ecoados no centro da alma, a rua deserta ao alvorecer, o bonde invisível, a vida sem medos.

Benditas a ira contra os pincéis que rasgam telas; a luxúria dos balés musicados por virtudes; a preguiça dos sinos de igrejas; a avareza de quem se guarda dos vícios; e a lenta maneira de fazer crescer plantas, cumplicidades e gente.

Benditas as fomes de transcendência, de prefigurações do eterno, de jovialidade do espírito, do bolo fatiado pelo cuidado materno, de vertigens místicas, de astros acelerados pela rotação de tantos sonhos redivivos.

Benditos os machados cientes de que seus cabos são feitos de árvore e as gaiolas abertas à liberdade; as agulhas que tecem o avesso da dessolidariedade e as facas de pontas arredondadas; a música de emoções indeléveis e os espelhos que refletem as mais saborosas oferendas da existência.

Benditas as fomes insaciáveis: de saber e de sabor; de despudor no amor; de Deus sob todos os nomes inomináveis.

Fome de ócio sem culpa, de alegria interminável, de saúde e de prazer. Fome de paz. Saciada plenamente por justiça — a mais bendita das fomes, capaz de erradicar a fome maldita.

Sábado, 16 de maio de 2020 — 60º dia

Em plena expansão da pandemia no Brasil, demitiu-se, ontem, o segundo ministro da Saúde na gestão Bolsonaro, Nelson Teich, tão humilhado pelo presidente nos poucos dias em que ocupou a pasta.

E *BolsoNero* prossegue fazendo descaso, e até deboche, da Covid-19.

Domingo, 17 de maio de 2020 — 61º dia

A ausência de conflitos é uma das mais profundas aspirações do ser humano. Tão profunda que muitos, ao menor indício de conflito, sofrem desgastes emocionais, desajustes orgânicos e psíquicos, ameaças de estresse.

No entanto, a vida, em suprema ironia, é feita de conflitos. Das explosões estelares aos vulcões que tumorizam a Terra, das estações que oxidam o verde das árvores às enchentes que inundam campos e cidades, o conflito é inerente à natureza. Nascemos através de dores do parto, e a luz e a sensação de desamparo agridem quando deixamos o aconchegante ninho das entranhas maternas.

São conflitivas até mesmo as relações que se constroem sobre o alicerce do amor. Ilude o paciente o terapeuta que lhe acena com um futuro sem conflitos. Entre tantas alegrias, há desacertos no desempenho sexual, na escala de valores, nas opções, no modo de encarar as coisas, na maneira como o afeto de um e outro enlaça ou exclui parentes e amigos.

A maturidade consiste não em tentar (em vão) evitar conflitos, mas em saber lidar com eles. Crise significa definição, saber separar o joio do trigo e dar o salto para melhor qualidade. Para a sabedoria oriental, crise é sinônimo de crescimento.

A dificuldade reside em não sermos educados para conviver com os conflitos. Famílias superprotetoras tornam seus filhos inseguros ou agressivos diante da vida, pois vivem iludidos pela quimera de que têm o direito de desfrutar de um oásis de paz e felicidade em um mundo onde são frequentes o sofrimento, a violência e a morte.

É verdade que a vida é melhor do que transparece na mídia. A redução do mundo à aldeia global faz com que o crime hediondo cometido do outro lado do oceano entre em nossa casa com o mesmo impacto que, em uma pequena cidade, tem um incidente ocorrido com o vizinho à saída de uma festa. Como o noticiário prefere o trágico ao hilário, o mórbido ao alegre e a violência ao congraçamento, nossos olhos e mentes são entulhados de desastres, catástrofes, crimes e mortes, como se a dor tivesse que rechear o pão nosso de cada dia.

A vida, porém, é mais forte do que a morte, entremeia o conflito de alegria e amor, é dura e é bela. Apesar dos pesares, o povo caminha sustentado sobre duas pernas: a fé e a festa. Deus é Pai e é Mãe, e o universo lúdico abre suas portas generosas no Carnaval, na roda de amigos, no carinho familiar, na vida amorosa.

A face alegre da vida pouco transparece hoje na mídia. Talvez porque se confunda conflitividade com sofrimento. Ora, alegria, felicidade e paz não significam ausência de conflito, mas a capacidade de não dar importância ao que não tem importância, e saber manter o humor mesmo em situações difíceis. Como ensina o zen-budismo, 50% Deus cuida; 50% o tempo resolve. Assim, a sabedoria consiste em não interiorizar o conflito e saber encará-lo por sua face positiva, com muita fé naquele que nos anunciou: "A minha alegria esteja em vós, e a vossa alegria seja completa" (*João* 15, 11).

Segunda, 18 de maio de 2020 — 62º dia

Seria espantosa uma versão atual de *1984*, de George Orwell, em que toda a população mundial fosse proibida de sair de casa, enviar os filhos à escola, ter contato com os entes queridos que não vivem sob o mesmo teto. Um governo ditatorial que fechasse todas as fronteiras do país, controlasse cada cidadão pelo celular e soubesse exatamente qual a porcentagem de pessoas que ontem foram à rua. E cuja polícia multasse ou prendesse quem fosse encontrado fora de casa sem justificativa aceitável. No entanto, tudo isso a Covid-19 tornou realidade.

Como declarou Yuval Noah Harari, "os governos que pouparam gastos nos últimos anos, reduzindo os serviços de saúde, agora gastam muito mais por causa da epidemia".[41]

Em meio aos prognósticos negativos, a natureza agradece. O ar está mais limpo, há menos lixo nas cidades, a vegetação se revigora. E a *Pax Coronavirica* faz as armas se calarem em muitos países em conflitos crônicos. Nem o Conselho de Segurança da ONU teria tanta autoridade para suspender guerras.

Ainda sabemos pouco sobre a Covid-19. Muitas perguntas permanecem sem respostas. Os vírus são enigmáticos. Não estão vivos nem mortos. Não estão vivos porque são incapazes de se reproduzir por si mesmos. Não estão mortos porque penetram em nossas células e se replicam. Ao ingressar na primeira célula, cada coronavírus gera até 100 mil cópias de si mesmo em 24 horas, segundo o Centro Nacional de Biotecnologia da Espanha. Os vírus procuram sempre um modo de burlar o nosso sistema imunológico.

O que é peculiar na Covid-19 é a sua propagação silenciosa, sem levantar suspeitas. Nos primeiros dias, a pessoa infec-

---

41 *El País* 22/3/20.

tada não demonstra nenhum sintoma de enfermidade. E pode nem ter sintomas e, ao mesmo tempo, repassar o vírus a outras pessoas.

Terça, 19 de maio de 2020 — 63º dia

O Brasil contou ontem 16.792 mortes por Covid-19, das quais 674 nas últimas 24 horas. Nosso país superou o Reino Unido em número de infectados. Lá foram registradas com a doença 247.706 pessoas. Aqui, 254.220. Somos agora a terceira nação mais infectada, atrás dos EUA (1.506.732 infectados e 90.236 mortos) e da Rússia (290.678 infectados e 34.876 mortes).

Quarta, 20 de maio de 2020 — 64º dia

Em depoimento ao Conselho de Segurança da ONU, David Beasley, diretor-executivo do Programa Mundial de Alimentos, declarou que, em 2019, 135 milhões de pessoas, em 55 países, venderam seus últimos bens para comprar comida. Agora, a Covid-19 pode levar mais 130 milhões de pessoas à fome. Caso os governos não tomem providências urgentes, Beasley prevê no futuro uma "fome de proporções bíblicas".

Quinta, 21 de maio de 2020 — 65º dia

A pandemia causada pelo coronavírus veio nivelar a humanidade. E suscitar sérias questões éticas. Não faz distinção de classe, como a anemia e o raquitismo, que resultam da fome; ou de gênero, como as doenças da próstata. Mas atinge sobretudo os mais pobres, carentes de moradia digna, com péssimas condições sanitárias e sem alimentação adequada. Acresce-se a isso a dificuldade de manter o isolamento social por serem obrigados a trabalhar presencialmente pelo pão de cada dia.

Trata-se, agora, de enfrentar um inimigo invisível que exige urgente mobilização global para deter o seu avanço. E é em momentos de crise como este que as pessoas se revelam.

A questão ética fundamental que a pandemia levanta é quanto ao valor da vida humana. Para o capitalismo, é zero, a menos que revestida de adereços e robustecida por bens patrimoniais e financeiros. Prova disso é o descaso humano em nossas cidades, cujas calçadas se enchem de pessoas maltrapilhas que sobrevivem da caridade alheia. Não são dignas sequer de um olhar e, ao cruzar com elas, muitos evitam se aproximar, receiam o mau cheiro e o assédio.

Suponhamos que uma delas ganhe uma fortuna na loteria e, pouco depois, apareça a bordo de um reluzente Mercedes--Benz. Imediatamente passará a ter valor social e ser reverenciada pelo respeito e pela inveja de quem a observa. Portanto, eis o patamar antiético ao qual o sistema capitalista nos conduz: valemos pelo que portamos e não pelo simples fato de sermos humanos.

Agora, o espectro da morte nos nivela. A devastação letal provocada ocupa praticamente todo o noticiário. Somos todos obrigados a redimensionar nossos critérios, valores e hábitos. Até as nações mais ricas descobrem que o dinheiro não é suficiente para evitar a pandemia. Só a ciência é capaz de detê-la.

A Itália nos mostrou como a pandemia coloca sérios dilemas éticos. Médicos e enfermeiros tiveram que optar entre um e outro paciente, devido à falta de recursos suficientes. E nossos parentes e amigos infectados devem padecer sozinhos nos hospitais, sem que possamos consolá-los, exceto pelo celular quando ainda não entraram no respiradouro.

Não temos o direito de prantear os falecidos no velório, nem mesmo cumprir seus últimos desejos, como ser enterrados ou cremados com tal roupa ou símbolo religioso. Como se fossem anônimos, são descartados tal como ocorria na Idade Média com os infectados pela peste. Estamos proibidos de rituais fúnebres. Assim, a Covid-19 rouba-nos a dignidade. E nos apunhala ao nos obrigar a ficar afastados de quem somos mais próximos. É uma tríplice morte: a individual, do paciente; a familiar, dos ausentes; a social, causada pela interdição de velório, enterro e culto religioso.

Outra dimensão ética suscitada pela pandemia é o conflito entre solidariedade e competitividade. Todos conhecemos gestos meritórios de solidariedade visando aplacar o nosso isolamento e favorecer o socorro às vítimas, como o da jovem do apartamento 404 que, todos os dias, prepara a refeição da idosa do 302, obrigada a dispensar a cozinheira; o empresário que distribui quentinhas aos moradores das ruas de sua vizinhança; o universitário que se apresentou como voluntário em um hospital, disposto a carregar macas e limpar enfermos. Ou como o do bombeiro carioca Elielson dos Santos que, do topo da escada Magirus, oferece músicas com seu trompete a moradores do Rio.

Há que ressaltar também a solidariedade entre países que enviaram recursos a outros povos, especialmente Cuba, que deslocou centenas de médicos para reforçar o socorro na Itália, Andorra, Togo, Peru e em muitos outros países.

No entanto, falou mais alto a competitividade, valor supremo do capitalismo. O chinês Jack Ma, fundador da plataforma de vendas online Alibaba e um dos homens mais ricos do mundo, ofereceu gratuitamente kits de testes para diagnosticar Covid-19 e respiradores a 50 países, inclusive Cuba. Porém, a transportadora aérea era de bandeira usamericana e a Casa Branca, desprovida do mínimo senso humanitário, valeu-se do genocida bloqueio imposto à ilha do Caribe para impedir que a carga chegasse a seu destino.

Em nome de caprichos políticos, sacrifica-se a vida de nações. As implicações éticas suscitadas pela pandemia se assemelham às de situações de guerra.

Sexta, 22 de maio de 2020 — 66º dia

O presidente insiste no uso da cloroquina, fazendo eco a Trump, e conta piada de mau gosto ao afirmar que a esquerda toma tubaína... Tubaína é uma técnica de tortura por afogamento, usada no Brasil colônia e durante a ditadura militar. Consiste na colocação de um funil na garganta da vítima para afogá-la, obrigando-a a ingerir grande quantidade de água.

Sábado, 23 de maio de 2020 — 67º dia

A pandemia nos obriga a rever muitos conceitos. Aliás, como acontece cada vez que recuamos de nossa rotina habitual, como em retiros espirituais, internação hospitalar ou prisão. Ao deixar a reclusão, retornamos ao trivial cheios de bons propósitos. Duram pouco. Logo somos absorvidos pelo sistema e voltamos a dançar conforme a música.

Domingo, 24 de maio de 2020 — 67º dia

Não me surpreendi com o vídeo da reunião ministerial de 22/4. Como diria o Barão de Itararé, "é de onde menos se espera, daí que não sai nada". O circo dos horrores revelado na reunião deixa evidentes impressões digitais, não apenas do Gabinete do Ódio, mas também do Escritório do Crime, como é conhecida a ala mais perversa dos milicianos do Rio.

Bolsonaro comprovou que seu lema governamental é "Pátria *armada*, Brasil" ao manifestar o desejo de querer "que o povo se arme. Não dá pra segurar mais. Quero todo mundo armado, porque povo armado jamais será escravizado". É óbvio que ele não cogita deixar o poder ao fim de seu mandato. Incentiva seus apoiadores a se transformarem numa legião de milicianos, dispostos a violar todas as regras democráticas. Com tantos militares alojados nas estruturas do governo federal, todos acumulando soldo da caserna com salário (alto) de funcionário público, alguém acredita que, caso Bolsonaro perca a reeleição em 2022, a 1º de janeiro de 2023 toda essa gente retornará resignadamente ao quartel ou ao pijama?

Na fatídica reunião ministerial, nenhuma palavra de preocupação com a pandemia no Brasil, no dia em que o país somava 2.900 mortos. Ao contrário, a ministra Damares, dos "Direitos Humanos", propôs prender governadores e prefeitos que tomarem medidas rigorosas de prevenção. E foi superada pelo "imprecionante"[42] ministro Weintraub, da Educação: "Eu por mim botava esses vagabundos todos na cadeia, começando pelo STF."[43]

Salles, o *sinistro* do Meio Ambiente, deu a dica de como praticar crimes na calada da noite, já que, neste momento, a imprensa só se ocupa de Covid-19. Propôs "ir passando a boiada", ou seja, modificar as leis ambientais do Brasil para agradar latifundiários, madeireiros, garimpeiros e mineradores, e permitir invasão de terras indígenas, titulação arbitrária de áreas tomadas da União, queimadas e desmatamentos.

Os ministros Marcelo Álvaro Antônio, do Turismo, e Paulo Guedes, da Economia, advogaram a liberação de cassinos, e o "paladino da moralidade", o então ministro Sérgio Moro, da Justiça, se omitiu diante de tantas barbaridades ditas na reunião ministerial. Foi uma reunião imprópria para menores, na qual se ouviram 37 palavrões, dos quais 27 proferidos pelo presidente que se julga acima de todos e de tudo, a ponto de chamar o governador de São Paulo de "bosta" e o do Rio de "estrume".

---

42 O ministro assim escreveu, num despacho, o vocábulo impressionante.
43 Supremo Tribunal Federal. O ministro da Educação, Abraham Weintraub, foi demitido dia 19 de junho de 2020. Contudo, sua demissão só saiu em edição extra do *Diário Oficial* na manhã de sábado, 20, quando ele desembarcava em Miami com passaporte diplomático para evitar a quarentena exigida pelo governo dos EUA dos viajantes procedentes do Brasil, exceto autoridades portadoras de passaportes diplomáticos. Bolsonaro prometeu-lhe o cargo de diretor do Banco Mundial com salário mensal de R$ 115 mil. Na verdade, Weintraub fugiu do Brasil para tentar escapar do processo que lhe move o STF.

Bolsonaro confirmou sua interferência em todos os sistemas oficiais de segurança no Rio, inclusive na Polícia Federal, para proteger a própria família. E enfatizou que não acata decisão do STF.

Essa reunião é a crônica de uma ditadura anunciada. E ela só não virá se as forças de oposição se unirem em torno de um Projeto Brasil e lograrem mobilizar amplos setores populares em defesa da democracia. Desafio difícil em meio à pandemia que assola o país. Com o STF e o Congresso divididos, e os presidentes das três casas em cima do muro (para ver melhor os dois lados, se diz em Minas), é o Executivo que, com a anuência ou aprovação das Forças Armadas, está com a faca e o queijo nas mãos. Quem viver, sobreviverá!

Segunda, 25 de maio de 2020 — 68º dia

Hoje, em Minneapolis, EUA, um policial branco asfixiou, com seu joelho esquerdo, o negro George Floyd, de 56 anos, durante mais de oito minutos, até levá-lo à morte. A vítima, que gemia clamando "não consigo respirar", era acusada de tentar passar no comércio uma nota falsa de 20 dólares. A vida de um homem vale 20 dólares nos EUA? Trump, com certeza, dirá que a culpa foi do negro... Agora as manifestações de protestos antirracistas se alastram por todo o país e por várias partes do mundo.

Em matéria de racismo, preconceito e discriminação, o Brasil não fica atrás. Até hoje estão sem respostas: Quem matou Amarildo? Quem matou Marielle e Anderson? Quem matou tantos adultos e crianças negros assassinados no Rio de Janeiro?

Terça, 26 de maio de 2020 — 69º dia

Ao ouvir jazz hoje no rádio, lembrei-me do magnífico show que assisti em Havana da dupla Dizzy Gillespie e Arturo Sandoval. Não recordo exatamente o ano. Sei que foi no decorrer da década de 1980.

Para os aficionados da música, Cuba está associada à rumba, ao mambo, aos ritmos quentes de natureza africana. É privilégio participar de um show de jazz em Cuba, como me aconteceu. Digo participar porque, como ressaltou Leonard Bernstein, jazz é experiência emocional. À semelhança de New Orleans ou da rua 52 de Nova York, Cuba está muito próxima dessa linguagem musical africana que não nos permite ouvir apenas com os ouvidos, e sim com todo o corpo. Nossas sensações mais atávicas são envolvidas. Ouvir é um verbo que talvez se aplique melhor quando não apreciamos a composição tocada. No Caribe, a música é mais sentida que ouvida; ativa a ebulição sanguínea, provoca uma agitação que eclode nesta compulsão de se recriar todas as formas do corpo e multiplicar-lhe os movimentos — a dança.

Sempre acreditei que a música — dos ventos, dos pássaros, das cachoeiras, do mar, da chuva — é o som primordial escutado pelos ouvidos humanos, antes mesmo das palavras. Por isso, traz nostalgia e evocação, suscita recordações e sonhos, nos faz transcender. O coração arde de emoções. Longe da pátria, nenhum brasileiro consegue simplesmente ouvir *Aquarela do Brasil*, de Ary Barroso, ou *Asa Branca*, de Luiz Gonzaga. Tais composições falam além de nossos ouvidos, revigoram o que de mais profundo e sensível permeia a nossa brasilidade.

É verdade que na primeira metade do século XX o jazz podia ser ouvido, embora fosse impossível impedir o corpo de se mexer ou resistir dançar ao som de um swing tocado pelas clássicas orquestras de Duke Ellington ou Glenn Miller. Agora, não só a linguagem do jazz adquiriu novos contornos, como também a evolução técnica dos equipamentos de som apura nosso modo de apreciar a música. Tornou-se possível perceber a dissonância entre melodia e acordes, como se à procura de uma nota que não existe e, no entanto, constitui o beat, a alma do jazz. Sobretudo quando se tem a oportunidade de participar de um espetáculo ao vivo.

Naquele palco de Havana, travou-se um diálogo de gigantes. À diferença de um concerto de música clássica, onde o prévio conhecimento da partitura permite certo distanciamento crítico, uma sessão de jazz é sempre algo inusitado, pois ali se fundem compositor e músico. Impossível o mesmo instrumentista tocar duas vezes o mesmo tema do mesmo modo. No jazz, a liberdade, aqui e agora, é inerente à interpretação, como na coreografia do samba.

Dizzy Gillespie e Arturo Sandoval, em improvisações simultâneas, exploravam todos os recursos de seus mágicos pistons, arrancavam aquele 1/4 de tom legado por nossos ancestrais africanos. Mestres do happies-blues, os dois trocavam solos intermináveis, em altíssima qualidade tonal, ainda que por vezes meus tímpanos vibrassem, irritados, aos finais sonoros de grande efeito de Arturo Sandoval. Gênio do bop, Gillespie figura, ao lado de Charles Parker e Thelonious Monk, entre os grandes inovadores do jazz moderno.

De todas as modalidades de música, certamente o jazz é a que mais procura recriar, melodicamente, a voz humana. Louis Armstrong o comprova. Os instrumentos de Dizzy Gillespie e Arturo Sandoval iam do discreto sussurro, abafados pelas surdinas, ao grito agônico que revela a natureza religiosa do jazz, tão evidente no blues, cujos acordes são os mesmos dos hinos que cantamos nas igrejas.

Quarta, 27 de maio de 2020 — 70º dia

O coronavírus nos obriga a buscar nova espiritualidade e outra atitude diante da realidade. Estamos todos em retiro compulsório. Voltar-se para dentro de casa e de si mesmo. Desapegar-se. Este abandono das atividades rotineiras e das agendas programadas pode nos revoltar ou humanizar. Revoltados ficam os apegados a certos hábitos que, por ora, estão proibidos, como ir ao cinema, ao teatro, ao clube. Para idosos, não ter contato com os netos e manter-se o mais possível dentro de casa.

Viagens aéreas foram reduzidas; fronteiras nacionais, fechadas; roteiros turísticos, cancelados. Não nos resta alternativa senão ficar quietos onde estamos. *Huit-clos*, entre quatro paredes. Pode ser que descubramos, como Sartre, por que os outros são o inferno. E pode ser que resgatemos o convívio familiar, o diálogo com os parentes, o cuidado da casa (tudo deve ser higienizado).

É hora de aprender a trabalhar e estudar sem nos deslocar do espaço doméstico. Agora, temos mais tempo para ver filmes na TV, navegar (ou naufragar) na internet, ler bons livros, pesquisar, meditar e orar.

O vírus iguala todos. Mas não nivela caráteres. O casal burguês que nunca se deu ao trabalho de entrar na cozinha ou limpar a casa, agora se vê forçado a arregaçar as mangas ou correr o risco de ter o vírus trazido por um dos empregados. O relapso não segue instruções das autoridades sanitárias, e o egoísta compra na farmácia todo o estoque de álcool em gel e máscaras.

Conheço uma jovem que, no prédio onde mora, se ofereceu aos moradores vulneráveis para ir às compras por eles, sem nada cobrar. Outra espalhou seu número de telefone para que idosos isolados possam ter com quem conversar. Três famílias vizinhas a um hospital decidiram preparar lanches para enfermeiros e médicos que dobram a carga horária. Na Itália, vizinhos chegam à janela no fim da tarde e cantam em coro. Igrejas, mesquitas, sinagogas abrem suas portas a quem vive na rua e necessita de cuidados higiênicos. Enfim, são inúmeros os exemplos de generosidade e solidariedade nesse período em que estamos todos potencialmente ameaçados.

Esses gestos têm sua fonte na espiritualidade, ainda que sem caráter religioso. Espiritualidade é a capacidade de se abrir amorosamente ao outro, à natureza e a Deus. E o que melhor nos ensina é o desapego, o segredo da felicidade. Rico não é quem tem tudo, dizia Buda, e sim quem precisa de pouco.

Quinta, 28 de maio de 2020 — 71º dia

Ignoro se a humanidade ficará melhor após a quarentena. Não me incluo entre os otimistas, porque conheço o poder do Capitaloceno, essa era na qual a apropriação privada da riqueza fala mais alto que os direitos coletivos.

Ao menos alguns de nossos hábitos pessoais haverão de mudar, como transformar a casa em local de trabalho (para maior lucro das empresas e menos tranquilidade no âmbito familiar) e usar burca com frequência.

Ficou evidente a gratidão da natureza pelo sumiço dos humanos. Permitiu-a florescer em paz, purificar suas águas, liberar o movimento dos animais, respirar sem a quantidade de gases tóxicos que projetamos na atmosfera. Prova de que ela pode muito bem viver sem a nossa incômoda presença. Nós é que não podemos prescindir dela.

Quem dera, cessada a quarentena, o consumismo exacerbado seja desacelerado. Mas quando vejo os shoppings lotarem, como por encanto, em cidades que, precipitadamente, afrouxam medidas preventivas e abrem o comércio, fico em dúvida se isso será possível.

Um dos conceitos que deve ser revisto é o de Segurança Nacional, ainda hoje impregnado de ideologia liberal belicista. No caso do Brasil, inútil falar em risco de interferência externa no país. Há tempos isso acontece.

Nosso governo é tão submisso à Casa Branca que imita até as loucuras do Trump, como prescrever, sem comprovação científica, cloroquina como antídoto à Covid-19.

Segurança Nacional deveria significar distribuição de riqueza, renda básica a toda a população, aprimoramento do SUS, ampliação da rede de educação com qualidade pública e gratuita. Nosso inimigo não é um governo estrangeiro, nem mesmo o terrorismo. É a desigualdade social, a fome, o desemprego, a escalada da violência. Nosso inimigo é a queimada, o desmatamento, a invasão de terras indígenas, o latifúndio improdutivo.

Ameaça à Segurança Nacional é um ministro de Estado, dentro do Palácio do Planalto (e não no balcão de um boteco), xingar ministros da Suprema Corte de "vagabundos" e propor que sejam presos. Ameaça à Segurança Nacional é outro ministro, também em plena reunião ministerial (e não na cerca de um curral), sugerir aproveitar o período da pandemia, quando a mídia se ocupa mais com a questão sanitária, e "passar a boiada", ou seja, flexibilizar as leis de proteção ambiental, de defesa da floresta amazônica, de punição de desmatadores e invasores de áreas indígenas, e cancelar as multas de quem agride o meio ambiente.

Pode ser que a pandemia nos conduza a um mundo melhor, mais solidário e desigual. Também pode ser que nos leve, como alerta Ignacio Ramonet, à Grande Regressão Mundial ao reduzir os espaços de democracia, destruir ainda mais os ecossistemas, agravar a violação dos direitos humanos, neocolonizar o Sul do mundo, acirrar o racismo, a xenofobia, o preconceito aos migrantes, o repúdio aos refugiados, e ampliar a cibervigilância sobre a sociedade.

Como adverte o historiador britânico Neal Ascherson, "depois da pandemia o novo mundo não surgirá por um passe de mágica. Haverá que lutar por ele". Caso contrário, retrocederemos à anormalidade de antes.

Sexta, 29 de maio de 2020 — 72º dia

O número de mortos no Brasil por Covid-19 já ultrapassa 24 mil. E hoje a mídia informou que, no Brasil, 800 mil empregos formais (com carteira assinada) foram suprimidos devido à pandemia.

Sábado, 30 de maio de 2020 — 73º dia

Sempre luto contra o tempo, seguramente meu maior inimigo. No entanto, ele me arrasta implacável. Como quem constrói uma ponte indiferente ao curso das águas, só consigo dominá-lo na oração ou no ato criativo. Momentos em que sinto o gosto inefável da eternidade.

De resto, o tempo me consome, compromete até mesmo minha saúde. Tento, de todas as maneiras, acompanhar o seu ritmo alucinado por meio de uma virginiana pontualidade nos compromissos. No entanto, invejo aqueles que ousam ser impontuais e chegam atrasados sem o menor escrúpulo, como se tempo e pessoas esperassem por eles.

Mas nada interessa tanto quanto o tempo interior, que se dilata indefinidamente no ato criativo e na oração. O amor, sobretudo, é exigência de supressão do tempo — eternidade, eterna idade, terna idade, éter, é...

Domingo, 31 de maio de 2020 — 74º dia

A cada minuto morre uma pessoa no Brasil, vítima de Covid-19.

Segunda, 1º de junho de 2020 — 75º dia

Estavam casados havia anos, tragados pela rotina, essa mesmice atordoante, reprise cotidiana de um calendário imutável de quem jamais se imagina dominando o tempo: o banho matinal às pressas, o café engolido, o jornal lido pelas manchetes, o trabalho, o almoço corrido, o trabalho, o lanche da tarde, o trabalho, e a noite centrada na soberania da TV. Havia sempre uma voz exterior a decretar o silêncio do casal. Pela manhã, o rádio, as notícias do outro lado do mundo, o horóscopo do jornal, os índices do mercado financeiro. E telefonemas de familiares. Havia pouco tempo para as telegráficas palavras entre eles: não esquecer de comprar azeite, a conta do telefone, cumprimentar o irmão pelo aniversário, a revisão do carro, o conserto do sofá. Tudo muito breve enquanto penteava o cabelo e vestia a roupa. Bastava-lhes um vocabulário trivial, exíguo, onomatopeico.

Foi numa dessas noites de solidão partilhada que, súbito, vencido o estado de hipnose, ela desligou o televisor, justamente quando a novela atingia aquele momento de ápice que convida os telespectadores a retornarem no dia seguinte. Ele estranhou. Antes de se manifestar, cultivou perplexo seu monólogo interior. O que deu nela? Por que esse gesto impetuoso? Algo na novela a incomodou?

Toda quebra de rotina é um atentado a mecanismos atávicos. Amantes são intempestivos, irrompem insólitos como vulcões que se recusam a adormecer. Depois o casamento os faz parentes um do outro. As lavas esfriam, a boca incandescente se apaga, o que era vulcão se transforma em bucólica montanha apaziguada por brisas suaves, por vezes atingida por pequenos abalos sísmicos.

As coisas retomam sua cronologia, seu ritmo, e depois de tantos anos de convivência não é nada fácil admitir que há no outro um estranho, um lado oculto, submerso, que de repente emerge e desestabiliza. Melhor que a fera seja mantida a distância, enjaulada nas racionalizações que matam a jovialidade e domesticada pelo temor de reinventar a si mesmo, camuflada sob o manto da suposta maturidade.

Afinal, ele conseguiu manifestar seu desconforto. Enfadara-se ela com o enredo da novela? Andava indisposta? Tinha sono?

Não é isso, não é nada disso, ela falou. Quero apenas conversar com você. Há quanto tempo somos o duplo de nós mesmos? Há quanto tempo exibimos pela casa fantasmas que encobrem a nossa verdadeira identidade? Já não suporto esse silêncio. Quero falar de mim, saber de você, refletir, pensar junto, trazer à tona nossas interrogações diante da vida.

Curvada sobre ele, ela o segurou carinhosamente pelos ombros e o fitou nos olhos. Como vai você? O que tem pensado, sonhado, desejado? Apertou-lhe o peito com a mão espalmada: O que sente aqui? Ainda me ama como antes? É feliz?

Ele desconversou. Não estava preparado para inquirições àquela hora da noite. E, ao longo dos anos, aprendera a engolir inquietações, perguntas, desconfianças, disposto a pagar o preço de uma tranquilidade insofismável. Agora, diante dessa turbulência inesperada em pleno voo, não sabia o que dizer e temia ser traído pelas palavras.

Recorreu ao parco vocabulário de uma convivência corriqueira, enfeixou na voz um grupo de sentenças banais e respondeu que a amava muito, sentia-se bem, feliz porque as coisas haviam melhorado no trabalho. Que tal se abrirmos um vinho?, propôs. Ela concordou, dispôs-se a buscá-lo. Ao voltar da cozinha com garrafa, taças e canapés, encontrou-o atento ao noticiário de esportes na TV.

Serviram-se. Ela se recolheu ao mutismo, acrescentou apenas algumas frases a respeito de si mesma. Beberam como se tomassem fel. Pouco depois, pretextando cansaço, ela se recolheu ao quarto de dormir.

Ele ficou só. Sentiu medo de seu duplo, de seus fantasmas interiores, de tantas perguntas amordaçadas no fundo do peito. Tirou o som da TV e chorou como há tempos não fazia. Sentia muita vergonha de si mesmo.

Terça, 2 de junho de 2020 — 76º dia

Em sua crítica a Rousseau, Marx defendia que o advento da verdadeira democracia ocorreria a partir do fim da separação entre a sociedade civil e o Estado — o que implicaria o desaparecimento do Estado e da diferença entre governantes e governados. Em suas análises da Comuna de Paris, realçou como elemento essencial à natureza da democracia o fato de os representantes do povo poderem ser removidos de seus cargos a qualquer momento e estarem sujeitos às instruções formais de seus eleitores. Em *A guerra civil na França*, Marx critica o sistema representativo de mera delegação de poderes do povo aos políticos (em geral, ligados aos interesses da classe dominante) e propõe a representatividade de classe, que passaria a ser o fundamento da concepção democrática marxista. "Em lugar de decidir uma vez em cada três ou seis anos qual o membro da classe dominante deverá representar mal o povo no parlamento" — escreveu ele naquela obra —, "o sufrágio universal deveria servir ao povo constituído em Comunas."

Assim, na base do regime político estaria a organização popular em função do interesse de classe. Era o que ele qualificaria como "autogoverno dos produtores". As diferenças com o regime representativo — que dissimula a hegemonia da classe detentora do capital no pluripartidarismo interclassista — exigiriam superar a distinção de poderes entre Legislativo e Executivo e concentrar os dois em um Estado operativo (com o que não concordo, por facilitar o autoritarismo); estender o sistema eleitoral aos órgãos relativamente autônomos do aparelho estatal, como o exército (também discordo. Prefiro Forças Armadas apartidárias), o poder judiciário e a burocracia; estabelecer a revogabilidade permanente de qualquer mandato por decisão dos eleitores; e promover a descentralização do Estado em comunas populares.

Baseado nessas ideias de Marx, Lênin propõe, em *O Estado e a revolução,* os conselhos operários (sovietes). Segundo ele, na sociedade capitalista o centro de decisões desloca-se do Estado para a grande empresa, inviabilizando o regime democrático como inibidor do abuso de poder.

Portanto, o controle político não pode ser exercido pelo cidadão abstrato, escondido por trás da massa de eleitores, e sim por aqueles que estão diretamente ligados à produção econômica, os trabalhadores. Estes integrariam os conselhos que, interligados em vários níveis territoriais e administrativos, formariam uma federação de conselhos que seriam os próprios elos do aparelho estatal.

O fundamental nessa concepção de Lênin é que ela instaura a democracia, não como valor universal — no sentido de se adequar a qualquer sistema econômico —, mas como intrínseca ao socialismo. Nessa direção, não teria sentido falar em "socialismo democrático", senão como redundância retórica ou recurso didático. O socialismo deveria ser democrático por sua própria natureza, já que não desvincula a emancipação econômica da emancipação política de *todos* os cidadãos, e não apenas da classe trabalhadora que nele exerce hegemonia política.

Assim, falar em socialismo deveria significar falar em democracia e vice-versa. No entanto, os desvios do burocratismo e do stalinismo exigem que se fale em socialismo democrático ou participativo e se defina o seu conteúdo.

Os conselhos populares, propostos na teoria e difíceis de serem efetivados, podem ser o embrião da soma progressiva da democracia formal com a substancial. Talvez esteja aí o filão e, na dificuldade de explorá-lo, é preciso se perguntar em que medida não se estaria resistindo à democracia e, portanto, inviabilizando o futuro socialista, preferindo-se usufruir do modelo burguês, que concentra nas mãos do eleito o poder de decisão. E enfiar a carapuça do cinismo denunciado por Latzarus, de que "a arte da política, nas democracias, consiste em fazer crer ao povo que é ele quem governa".

Quarta, 3 de junho de 2020 — 77º dia

O Brasil atingiu, hoje, a terrível marca de 31.199 mortos pela Covid-19 e 555.383 infectados. Isso no momento em que as duas principais cidades, São Paulo e Rio, iniciam a flexibilização da quarentena. À pergunta de uma apoiadora na porta do Palácio da Alvorada, Bolsonaro reagiu: "A gente lamenta todos os mortos, mas é o destino de todo mundo."

O destino não precisa ser antecipado. Milhares de vidas teriam sido poupadas se o governo tivesse decretado *lockdown* e coordenado ações eficazes em âmbito nacional, como ocorreu em muitos outros países. Não exagero ao qualificar este governo de genocida. A ele importa mais a liberação de armas e munições do que de recursos para salvar vidas ameaçadas pela pandemia.

Quinta, 4 de junho de 2020 — 78º dia

Ele é viúvo, aposentado e sem filhos. Mora na capital paulista. De seu passado, pouco se sabe. Talvez seja o último rebento de uma estirpe familiar. Vive só em um sobrado do bairro da Bela Vista. Sem luxos; apenas dois cômodos e a saleta apertada. Porém, Boaventura só sai à rua vestido com esmero, inclusive em tempos de pandemia. Ou melhor, sobretudo nesse período em que são recomendados quarentena e distanciamento social. Seu terno escuro não exibe uma dobra, a gravata de seda traz nó de mestre, e os sapatos são espelhados de tanto lustro. Dedica-se agora a um estranho ofício: visitar familiares de pessoas falecidas vítimas da Covid-19.

Nem a todos agrada o triste dever de visitas de pêsames. O que dizer a um pai inconsolável com a perda do filho? Ou à esposa jovem privada, repentinamente, da companhia do marido? Culpar Deus, a incompetência da medicina, o descaso do governo no cuidado com os infectados, a própria vida por culminar na morte?

Boaventura, no entanto, adora visitas de condolências. Ainda que não tenha nenhuma relação com a família do defunto, abastece-se de obituários na mídia e nas redes digitais para se prontificar a dar uma palavra de conforto à família enlutada. Supõe-se tratar-se de um daqueles amigos que só o falecido poderia identificar. Ninguém duvida de que Boaventura privou da afeição do enterrado ou cremado, mormente após escutar suas reverenciais palavras de lamento por tão irremediável perda.

Tamanho o êxito de sua exequial diplomacia que, agora, devido à suspensão de velórios e cerimônias religiosas, amigos meus, decididos a não sair de casa, incumbem-lhe de cumprir, no lugar deles, as visitas de condolências. Tão bom efeito causam que as solicitações têm crescido, o que obriga Boaventura, para dispor de tempo, a cobrar módicas quantias pelo encargo, principalmente para custear o transporte.

Basta-lhe o endereço da casa enlutada e breve descrição do falecido ou falecida. Apresenta-se à família como amigo do amigo e manifesta as escusas do ausente por motivo da quarentena, mas que, no entanto, lhe solicitou o respeitoso obséquio. A morte cala, inexoravelmente. Para quem fica, há que dizer uma palavra. O difícil é encontrar a adequada. Esse é o mérito desse meu amigo.

Palrador, porém agora com senso comedido, devido ao uso da máscara e ao distanciamento, Boaventura não se aflige, ainda que os familiares desabem em choro. Evoca as virtudes do falecido, segundo informações do remetente, e o faz com tanta arte, enfático nas inigualáveis qualidades, que a família surpreende-se ao descobrir — graças a esse estranho tão polido —, talentos e virtudes que ela própria jamais percebera no ente desaparecido. Se a viúva ou a mãe soluça inconformada, Boaventura saca da memória meia dúzia de citações bíblicas e, piedosamente, desfia as glórias da vida celestial. Com voz pausada, suas palavras aquietam corações, aliviam culpas, confortam dores. É tido por muitos como o anjo enviado por Deus para livrar os olhos do véu que nos impede mirar quão melhor é a vida eterna.

A fama de Boaventura já corre pela cidade. Políticos passaram a contratá-lo para prestar votos de condolências. Nos enterros, aos quais costuma ser o único presente além dos coveiros, da boca dele brota, em nome do deputado fulano, cujos cuidados sanitários o impedem de se manifestar a viva voz, um tocante discurso fúnebre que ele grava em seu celular para que a família do falecido possa ouvir na visita fúnebre. Sua retórica pincela o mais admirável retrato do defunto.

Muitos amigos estão cientes de que nesse empenho necrófilo Boaventura encontra o sentido solidário de sua vida de idoso. Ele tem o dom do pêsames, pois sabe aplacar os sofrimentos de quem sobrevive ao afeto perdido. Apesar de figurar no segmento de pessoas vulneráveis, devido à idade, não receia se contaminar, e ainda diz aos amigos que não pode temer o que, agora, lhe assegura a vida — a morte.

Sexta, 5 de junho de 2020 — 79º dia

Aprendi no Cristianismo, querido George Floyd, que o sangue derramado pelos mártires rega a terra e produz frutos em abundância. Daqui do Brasil, no sul do mundo, onde ocorre um genocídio por descaso do governo frente à pandemia de Covid-19, agradeço a Deus o dom de sua vida. Seu sacrifício não foi em vão.

Como declarou Gianna, sua filha de 6 anos, "meu pai mudou o mundo". Vergado, você se levantou; humilhado, se engrandeceu; assassinado, vive para sempre na memória de todos nós, indignados, que gritam "basta" ao racismo.

Antes de você, milhões de mulheres e homens negros foram escravizados, violentados, colonizados e segregados, considerados seres desprezíveis, inferiores, abjetos. Nem o sangue de Zumbi dos Palmares e de Martin Luther King, cruelmente assassinados como você, foi suficiente para calar a boca dos racistas, reduzir a violência da polícia usamericana e convencer famílias, escolas e governos a adotarem pedagogias eficazes contra o preconceito e a discriminação.

Agora, George, sua dor traz coragem. As ruas do mundo são inundadas por protestos que nos induzem a ser intolerantes com os intolerantes. Clamar em público por direitos e respeito é mais importante do que manter o isolamento social para preservar vidas. Bem disse Jesus, "quem quiser preservar a sua vida, haverá de perdê-la; mas quem perder a sua vida por amor, haverá de encontrá-la" (*Mateus* 16, 25).

Até nos parlamentos, George, os políticos se ajoelham como sinal de protesto e guardam 8 minutos e 46 segundos de silêncio em reverência à sua memória. Queira Deus que nenhum outro joelho venha a se dobrar sobre o pescoço de um negro, indígena, refugiado ou excluído.

Grato, George, porque seu sacrifício obriga governos a investirem menos no aparato policial e mais em políticas sociais. Agora academias de polícia começam a rever seus currículos para introduzir aulas intensivas de ética, de direitos humanos, de abordagem respeitosa dos suspeitos.

Sua filha tem razão. Sua morte poderá mudar o mundo. Mas não tanto quanto gostaríamos. Continuarão a existir supremacistas brancos, racistas arraigados, e até negros que fazem apologia da escravidão e odeiam os movimentos negros, qualificados de "escória maldita" por Sérgio Camargo, indigno presidente da Fundação Palmares, principal instituição brasileira de preservação da negritude.

George, graças a você, essa gente sabe que, como canta Chico Buarque, "por favor, deixe em paz meu coração / que ele é um pote até aqui de mágoa / e qualquer desatenção / faça não / pode ser a gota d'água".

Sábado, 6 de junho de 2020 — 80º dia

Brasil é, hoje, o país com o maior número de mortes por Covid-19 em 24h. Na quinta, dia 4, foram 1.473. E enquanto as cifras letais crescem, os governos estaduais e municipais atenuam o isolamento social e permitem a abertura progressiva de comércio e outras atividades profissionais. Salvar a economia, e não a população, é o que interessa à maioria dos governantes brasileiros.

Domingo, 7 de junho de 2020 — 81º dia

Admito que, durante certo período de minha militância, a certeza de atuar como semente aflorava na convicção de que haveria de participar da colheita.

Hoje, socrático, trago mais dúvidas que certezas. Além das certezas, muitos companheiros perderam também o encanto. Destituídos da mística da militância, foram cuidar do próprio umbigo. Quanto a mim, se já não espero participar da colheita, ao menos faço questão de morrer semente. Algum dia, sabe Deus quando, as futuras gerações farão a colheita. Mas ela só ocorrerá se, hoje, houver quem plante. A semente é humilde; humildade vem da raiz latina *humus*, "terra". Ser humilde é ter os pés na terra. O que não é fácil.

No movimento estudantil aprendi algo importante: a militância só é opção de vida se cuidamos também da saúde psicológica e espiritual. Depois de tantos anos de estrada, é triste ver quantos se aburguesaram no meio do caminho. Se me perguntam as causas, aponto uma: o excesso de radicalismo. O sujeito era militante até no modo de ir ao banheiro. De fato, *militonto*. Dedicava mais tempo a discutir documentos políticos com a namorada do que em acarinhá-la. Numa festa, ocupava-se em analisar as manifestações burguesas... Esse sectarismo levou muitos a queimarem, precocemente, suas baterias.

Conheci companheiros com excelente militância como dirigentes estudantis ou sindicais. No ABC — onde trabalhei 22 anos, desde a época das famosas greves —, vi dirigentes sindicais enfrentarem polícia, cassetetes, prisão, mobilizarem o país inteiro e, uma vez terminado o mandato, despedirem-se da militância...

O equilíbrio na militância exige cuidados psicológico e espiritual. Faz parte da vida o lazer, o divertimento, os momentos de encanto, gratuidade e amizade. Como toda pessoa, o militante vive entre duas esferas: a da necessidade e a da gratuidade. Em geral, ocupa-se muito da necessidade, sem reservar tempo para a gratuidade. Entra-se na racionalização imbecil de que não se pode perder tempo. Assim, fica-se saturado e quando isso acontece começa-se a ficar autoritário e ainda acredita que os companheiros não percebem; percebem, mas receiam falar a quem não está disposto a escutar.

Assediam o ser humano três grandes tentações — aliás, retratadas nas tentações de Jesus — sexo, dinheiro e poder. A maior é o poder, que inclusive facilita as outras duas. Quase ninguém quer largar o poder.

Sabe como se caça macaco na Índia? O macaco deve ser enviado ao zoológico sem nenhum ferimento. Não pode ser laçado, nem cair em armadilha. Então, o caçador trepa no coqueiro, abre um buraco no coco e, dentro, coloca o torrão de açúcar. O macaco sobe e enfia a mão para pegá-lo. Fechada a mão com o torrão dentro, ela não passa de volta pelo buraco do coco. A inteligência macacal não cogita que se largasse a presa ficaria livre. Mas não larga. De tanto segurar, perde a liberdade. Esta é a imagem que tenho do poder.

Como se dá esse processo de cooptação? Em geral, o cidadão comum possui valores arraigados, oriundos da família, da educação, da sociedade, da Igreja. Respeita esses valores. Nem passa pela cabeça negá-los. De repente, vira militante. Passa a dar menos importância aos valores da sociedade, pelo fato de ela ser capitalista. Essa sociedade tão respeitada antes, agora ele a quer transformar. Começa por considerar que os valores nos quais acreditava são burgueses, opressivos, alienantes. Ao menosprezar certos valores sociais, inconscientemente passa a fazer o mesmo em relação a valores pessoais.

Um revolucionário pode perder tudo — o emprego, a liberdade, a família, a vida; menos a moral. Vários companheiros perderam a vida sob a ditadura, inclusive frei Tito, meu colega na Ordem Dominicana, morto em 1974, em consequência das torturas sofridas.[44] Tito é um dos símbolos dos torturados da ditadura militar do Brasil. Seviciado duas vezes, na segunda resistiu durante três dias. As equipes de tortura se revezavam a cada oito horas para que falasse e assinasse que nós, dominicanos, tínhamos participado de assaltos a bancos. Não cedeu, guardou silêncio, mas arrebentaram-no. Um dos capitães que monitoravam a tortura pronunciou esta frase perversamente profética: "Tito, se não falar, jamais esquecerá o preço do seu silêncio."

Mais tarde, Tito se sentiu ameaçado pela loucura. Saiu da prisão no sequestro do embaixador alemão, em janeiro de 1970. Foi para o exílio na França, após passar por Chile e Itália. No sul da França, em 1974, aos 28 anos, se enforcou. Ele via torturadores em cada esquina de Paris ou Lyon. Evitava entrar no quarto à noite por achar que o torturador estaria lá dentro. Bem disse Dom Paulo Evaristo Arns, cardeal-arcebispo de São Paulo, quando os restos mortais de Tito retornaram ao Brasil, em 1984: "Frei Tito não se suicidou; buscou do outro lado da vida a unidade perdida deste lado."

---

44 Ver meu *Batismo de sangue* (Rocco) e *Um homem torturado: nos passos de frei Tito de Alencar*, de Leneide Duarte-Plon e Clarisse Meireles, Rio, Civilização Brasileira, 2014.

Quem perde a moral não tem volta. Quando se descobre que um dirigente é corrupto, não há remendo. Pode se penitenciar, admitir a culpa, fazer autocrítica, mas jamais merecerá a mesma confiança da parte de seus companheiros e companheiras.

A prisão é um sofrimento terrível. A pior fase é a inicial, quando ocorrem torturas. A tortura, diz Santo Tomás de Aquino, é pior que o assassinato, porque, ao matar, elimino a existência do outro, mas ao torturar faço dele testemunha de sua suprema humilhação. Racho-o ao meio, crio-lhe uma divisão entre corpo e mente, e ele, para salvar o corpo da dor, destrói seus valores morais, ideológicos e espirituais.

Por isso, muitas guerrilhas de esquerda — apesar das exceções — jamais admitiram torturar o inimigo. Uma guerrilha que tortura — com perdão do cacófato — cava a própria cova.

O grande desafio da esquerda é fazer a transformação social sem usar recursos que favoreçam a direita, e um deles é a tortura; outro, o terrorismo; e toda uma série de recursos que se pode usar em nome da pressa de realizar a mudança desejada, mas que, no fim das contas, favorece o inimigo.

Durante onze anos (1980-1991), assessorei o diálogo Igreja e Estado em muitos países socialistas: Cuba, Nicarágua, China, União Soviética, Polônia, Alemanha Oriental, Tchecoslováquia.[45] Não me surpreendeu a queda do Muro de Ber-

---

45 Ver meu *Paraíso perdido — viagens ao mundo socialista* (Rocco).

lim. Em nome do proletariado, o poder do socialismo no Leste europeu não ouvia a voz dos trabalhadores. Havia contradição entre valores sociais e pessoais. Criou-se uma esquizofrenia: no social, a pessoa era uma; no individual ou privado, outra. Isso é típico do modelo burguês. Essa contradição aconteceu também em países socialistas do Leste europeu.

A incapacidade de ouvir críticas é um dos maiores erros da esquerda. Mas não basta dizer "Companheiro, quando quiser criticar-me, faça-o". É preciso que os movimentos tenham instâncias de críticas e autocrítica. Quem dera cada um de nós, como dirigente, pelo menos uma vez por semestre fizesse a seus dirigidos as perguntas de Jesus aos apóstolos: 1º) O que o povo pensa de mim? 2º) E o que vocês pensam de mim? (*Marcos* 8, 27-30). Tente fazer este exercício na instância em que você atua pelo menos uma vez por ano: digam com liberdade e sinceridade o que pensam de mim, da minha prática, do meu desempenho. Não para que eu me justifique ou defenda. Mas para eu ter clareza, saber se a visão que têm de minha atuação é a que eu gostaria, porque todos somos feitos de barro e sopro, frágeis, marcados por contradições, e a luta só avança se nos completamos uns aos outros.

Essa complementação só é feita quando se consegue quebrar barreiras de tal maneira que a nossa solidariedade no social exista também no pessoal. Quando se vive verdadeiramente como companheiros, palavra que significa "compartir o pão". Repartir o pão é dividir nossas trajetórias de vida. Todos temos direito de ter dúvida, crise afetiva, momento de desânimo e depressão. Nada disso é um pecado da militância; isso é próprio do humano. Pecado é esconder dos companheiros as fraquezas. Sinal de que me torno fariseu, finjo que sou uma coisa, mas sou outra. Ao mesmo tempo, faço papel de bobo, porque muitos percebem minhas fragilidades. É preciso que, na militância, essas fragilidades sejam também compartilhadas. Porque quanto mais consigo compartilhar minhas fragilidades, mais consigo me reforçar e superá-las e, assim, vencer os momentos de crise, de dúvida, de desânimo.

Dramático é quando se conta com o companheiro sem saber que ele está em crise; só se fica sabendo quando ele abandona a luta e, cooptado, parte pra outra. Todavia, ninguém foi ajudá-lo no processo difícil que viveu até chegar à decisão de acomodar-se no universo individual, desinteressado do político e do social.

Se me perguntassem quais os grandes erros da esquerda em minhas décadas de militância, diria: o mais grave e comum, em todos os movimentos de esquerda, é o abandono do trabalho de base. É quando se considera que o povo tem que acreditar na nossa luta, e se o povo não percebe que ela é justa, o povo é tido como alienado e ignorante… Porém, não há vitória sem apoio popular.

O trabalho de base nos reeduca, mina o nosso autoritarismo, obriga-nos a escutar a voz do povo. Quem faz trabalho de base tem que começar na periferia, na paróquia, na Comuni-

dade Eclesial de Base, no sindicato, no assentamento. Tem que começar do zero junto a seu João, dona Maria, explicar o mapa do país, o que significa a palavra conjuntura; começar do bê-a-
-bá com paciência; participar das festas do povo, e caminhar com as duas pernas com as quais o povo anda, a da fé e a da festa. É o que sustenta o brasileiro.

Não existe árvore que dê militantes. A semente da militância é o trabalho de base, com formação intensiva, que não pode ser só política como a minha geração da esquerda entendia. Ficava só em noções de marxismo e teoria política. Não pode ser só isso. Deve ser mais abrangente, falar de valores, religião, lazer, cinema, teatro, música, sexualidade e vida afetiva. Muitos militantes se perderam por causa de sexo. Projetos comunitários desabaram por causa de conflitos afetivos entre militantes. Em nome da atitude revolucionária, clandestinizou-se a vida afetiva e sexual. Não se discutiu, não se debateu, não se refletiu, não se partilhou essa dimensão importante da vida.

Nenhum de nós tem bola de cristal nas mãos. Nenhum movimento possui a chave da história para saber como e quando se dará a transformação da sociedade. Mas todos temos um patrimônio precioso, as experiências do passado e, sobretudo, os erros cometidos. Quanto mais se conhece o passado — o socialismo do Leste europeu, a experiência sandinista, o socialismo cubano, a história da esquerda na América Latina e no Brasil —, mais se fica vacinado contra o risco de cometer os mesmos erros no futuro. É evidente que cometeremos outros erros, mas, espero, não os do passado. Por isso é importante ouvir a experiência de militantes que se encontram há décadas na luta.

Um dos erros de algumas revoluções foi ter induzido o povo à ilusão de que todos teriam a teta para a própria boca. Na hora das dificuldades, em vez de o povo assumi-las, uma parcela se decepcionou e caiu na contrarrevolução.

A democratização do poder não ocorre quando se chega ao poder. Há que começar na base. Criar instâncias democráticas, ágeis, permeáveis, de maneira que se consiga o fundamental: apoio popular. Sem esse apoio, não há saída. Fora do povo não há salvação.

Segunda, 8 de junho de 2020 — 82º dia

A mobilização antirracista no mundo provocou uma onda iconoclasta. Estátuas de colonizadores escravocratas são derrubadas, bem como de genocidas indígenas.

Na capital paulista, houve a ameaça de pôr abaixo a imensa estátua de Borba Gato, de 10 metros de altura, erguida em uma praça do bairro de Santo Amaro. Será que o bandeirante merecia tal homenagem?

Manuel de Borba Gato (1649-1718) era genro de Fernão Dias Paes (1608-1681), "o caçador de esmeraldas", que deveria ser mais conhecido como caçador de indígenas, já que os capturava nas selvas de Minas para o trabalho escravo nas lavouras de São Paulo.

Morto o sogro, Borba Gato foi intimado a colaborar com o administrador-geral das minas, Dom Rodrigo Castelo Branco. Este lhe exigiu o espólio de Fernão Dias, como armas e mapas. O bandeirante se negou, alegando recomendações do finado. Com o brio ferido, o fidalgo desafiou Borba Gato para um duelo. Na refrega, Dom Rodrigo pereceu, e o bandeirante, temendo a ira da Coroa, se escafedeu. Refugiou-se na região do Rio Doce, e dele não se teve notícias durante dezessete anos.

Homiziado pelos indígenas, Borba Gato submeteu-os a seu mando e, assim, soube de onde extraíam aqueles adornos dourados utilizados em seus rituais. Comunicada à Coroa a localização das minas de ouro, o bandeirante recebeu, em troca, perdão real pelo crime cometido.

Na guerra dos emboabas, entre baianos e mineiros, Borba Gato comandava os que afluíam a Minas pelo Caminho Geral do Sertão na caça de minerais preciosos e também de indígenas, para escravizá-los. Lisonjeava-se o bandeirante do apoio da Coroa, tão generosa por distinguir paulistas como gentis--homens da Casa Real. Pioneiros na região, os paulistas se apegavam ao direito de precedência.

Os adversários, comandados por Manuel Nunes Viana, português de Viana do Castelo, eram agricultores, pecuaristas, comerciantes, apoiados pelo governador do Brasil, Luís César de Meneses.

Borba Gato acusava Nunes Viana de contrabandista; teria este penetrado em terras mineiras a pretexto do gado que, retirado para pastagens menos acidentadas da Bahia, levava ouro na canga sem pagar o quinto à Sua Majestade, Dom João V, o Magnânimo, com danos à Fazenda Real.

Emboabas e paulistas trocavam acusações. De fato, os bandeirantes haviam aberto trilhas, fundado arraiais e povoados, furado as minas, mas eram os comerciantes, artífices e frades que asseguravam roupas, alimentos, escravos, ferramentas, sem os quais a vida na região aurífera se tornaria impossível. E esses, mais letrados e operativos, tomavam partido a favor de Nunes Viana.

Eleito governador das Minas dos Cataguases, Nunes Viana logo entrou em disputa com Borba Gato: invadiu-lhe a jurisdição, nomeou novo superintendente das minas, proveu postos e organizou três milícias de modo a intimidar os paulistas.

Contudo, o governador Antônio de Albuquerque reconduziu o bandeirante ao cargo de superintendente das minas.[46]

Manuel de Borba Gato encerrou seus dias em Paraopeba, onde faleceu aos 69 anos.

---

46 Ver meu romance sobre a história de Minas Gerais, *Minas do ouro* (Rocco).

Se fôssemos adotar essa medida iconoclasta, haveria que limpar São Paulo de tantas homenagens aos bandeirantes, inclusive mudando o nome da rodovia Fernão Dias, que liga o estado a Minas. Prefiro, entretanto, incluir nos monumentos placas contendo a versão da história pela ótica dos vencidos. Estes, na maioria das vezes, estão com a razão.

Terça, 9 de junho de 2020 — 83º dia

"Fique em casa" é a ordem a todos que habitam regiões nas quais a Covid-19 continua somando vítimas, como é o caso do Brasil. Mas quem pode ficar em casa?

Neste país que, vergonhosamente, ocupa o segundo lugar em concentração de renda, atrás do Catar, 1% dos 211 milhões de habitantes concentra em mãos 28% da renda nacional. De 150 milhões de brasileiros com mais de 16 anos, apenas 30 milhões são obrigados a prestar contas à Receita Federal. Isso significa que os demais 120 milhões sobrevivem com renda mensal inferior a R$ 2.380. E 56 milhões de pessoas (14 milhões de famílias) recebem Bolsa Família por terem renda mensal inferior a R$ 178.

Quem pode ficar em casa? Apenas o pequeno segmento de privilegiados, entre os quais me incluo, em condições de não sair à rua para garantir a sobrevivência. Estes têm possibilidade de trabalhar em casa; comunicar-se por telefone e redes digitais com seus empregadores, parentes e amigos; adquirir alimentos e outros serviços via entregas em domicílio.

Há quem saiba se ocupar no isolamento domiciliar, seja no trabalho ou na cozinha, com leituras, filmes ou acompanhando o noticiário; dedicado a exercícios físicos ou à meditação. E há quem já não suporta o confinamento, não se sente confortável de trabalhar em casa, já não sabe como entreter as crianças e teme pelo futuro de seus negócios.

Alguns já decidiram que é melhor quebrar a quarentena do que seu empreendimento. Assim, saem à rua convencidos de que estão imunes ao vírus. Ou carecem de espaço domiciliar para, por exemplo, exercitar o corpo e, portanto, vão caminhar em espaços públicos atentos ao distanciamento social.

A maioria dos brasileiros, contudo, não tem como ficar em casa. São os 120 milhões que ganham menos de dois salários mínimos por mês. Precisam ir à rua para garantir o pão de cada dia. Ou trabalham em serviços essenciais e não têm alternativas senão pedir a Deus que sejam poupados da infecção letal. Muitos dividem a habitação precária com outras tantas pessoas, e não dispõem ao menos de saneamento básico.

Esse contingente de empobrecidos (sim, porque não escolheram ser pobres, foram induzidos pela estrutura social injusta) não pode ficar em casa, e ainda se aglomera em ônibus, metrô e trens. São as principais vítimas da pandemia. Quando infectados, não têm como recorrer a médicos. E os serviços públicos de saúde tardam em socorrê-los ou fazem atendimento precário, como mostra o noticiário cotidiano.

Essa desigualdade social não justifica o genocídio que ocorre no Brasil, cujo principal responsável é o governo. Outros países, com renda muito inferior à nossa, conseguiram tomar medidas rigorosas de prevenção, adotaram punições para quem violasse o *lockdown* e asseguraram a toda a população recursos essenciais para suportar o confinamento, como Vietnã e Cuba.

Aqui, desde o início, o governo deixou claro a toda a nação que 1) subestima a pandemia ("uma gripezinha"); 2) debocha dos mortos e de seus familiares ("é o destino de todos nós"); 3) considera salvar a economia muito mais importante que salvar vidas ("a liberdade vale mais que a vida", disse Bolsonaro ao invadir o STF acompanhado de empresários).

O vírus promove a eugenia que o governo gostaria de implantar como política oficial. A pena de morte já vem sendo aplicada, há décadas, a moradores de favelas e periferias tidos como potencialmente criminosos.

Quando o Planalto escolhe a economia e descarta a ciência, libera armas e retém recursos da saúde, e manipula até estatísticas dos efeitos do vírus, vale inverter o versículo do *Evangelho de João* preferido pelo presidente: "Conhecereis a mentira, e a mentira vos sepultará."

Quarta, 10 de junho de 2020 — 84º dia

Esquecer é a pior forma de fazer desaparecer. Aquilo sobre o que ninguém fala, escreve, canta ou celebra em seus ritos deixa de existir. Um homem pode morrer, mas se seus descendentes guardam a memória de sua vida, de alguma forma ele sobrevive. Porém, se todos esquecem, então ele morre definitivamente. Daí o grande mérito do site *Inumeráveis*, que registra a história de cada vítima da Covid-19 no Brasil.

Toda arte é um esforço de imortalidade. Os desenhos anônimos nas cavernas habitadas por nossos ancestrais ou o afresco de Michelangelo no teto da Capela Sistina, no Vaticano, são o mesmo gesto de expressar-se às futuras gerações. O que se grava — na pintura, na literatura, na fotografia, no vídeo ou no filme — é sempre uma projeção biográfica de nossa curta existência biológica.

A memória é a mais subversiva arma de resgate. Disso sabem os psicanalistas, que aprenderam com Freud que, por sua vez, aprendeu com a tradição judaica. Só se apreende o presente trazendo à tona as suas raízes — o passado — para melhor produzir seu fruto — o futuro.

Na Bíblia, o Deus hebreu é um ser histórico — "o Deus de Abraão, Isaac e Jacó". Não é qualquer deus. É Aquele que engendrou um processo histórico. Esse caráter de historicidade é tão forte na tradição judaico-cristã que no livro do *Gênesis* a Criação é descrita em sete dias. Ora, se Deus é onipotente, não poderia ter feito o mundo como se faz café instantâneo? O autor bíblico, contudo, captou algo que só no século XX veio a ser comprovado pela ciência: o Universo, antes do aparecimento do ser humano, tem uma história iniciada no *Big Bang*, há 13,8 bilhões de anos.

A América Latina é um continente marcado pela dor. Desde a invasão ibérica, os habitantes dessas terras foram dizimados, dominados, explorados. Ainda hoje, o (neo)colonizador, europeu ou estadunidense, tenta levar-nos a perder a memória de nossas lágrimas, de nossas humilhações, de nossas feridas físicas, psíquicas e espirituais. Aos poucos, vamos encarando a realidade pela ótica e pela lógica do opressor, e nos deixando moldar por sua postura: desprezamos índios, subestimamos mulheres, discriminamos negros, repudiamos pobres, idolatramos os que se apresentam revestidos de fama, poder e riqueza.

Durante décadas, no século XX, nações da América Latina viveram sob ditaduras e, violando o direito de soberania dos povos, os EUA anexaram ao seu território Porto Rico, parte de Cuba (a base naval de Guantánamo) e do Panamá (o Canal). Na segunda metade do século passado, ditaduras militares (des)governaram Brasil, Chile, Uruguai, Argentina, Paraguai, Bolívia e Peru. A Constituição foi rasgada e, em nome da "segurança nacional", homens e mulheres, que sonhavam com uma democracia onde liberdade e justiça estivessem irmanadas, foram perseguidos, expulsos de seus empregos, de suas casas e de seus países; banidos, presos, torturados, assassinados, e inúmeros continuam desaparecidos.

Após muita luta, a democracia formal, delegativa — distante ainda da democracia real, participativa — foi recuperada em nossos países. No entanto, as elites dominantes não mudaram. Por isso, dá-se proteção legal aos que ajudaram a preservar a ditadura através de torturas e assassinatos. Adultera-se o Direito, de modo a "anistiar" os responsáveis por tantos crimes cometidos em nome e sob proteção do Estado. Militares e paramilitares que, usando como justificativa a lei, trucidaram opositores ao regime castrense, permanecem impunes e imunes.

Tentam fazer-nos esquecer. Como se as nossas feridas pudessem ser cicatrizadas por indenizações e pensões. E quem trará de volta os nossos filhos, maridos, mulheres, crianças, avós? Como enterrar em nossos corações aqueles que nem tivemos o direito de sepultar?

Queremos a paz, porém como fruto da justiça. Filhos, como Marcelo Rubens Paiva, recobram forças no exemplo de seus pais para lutarem por justiça. Sabem que não retornarão. O que agora importa, porém, é que se reconheça que foram assassinados pelo poder público, e que não retornem aqueles tempos em que vizinho delatava vizinho, o policial estuprava prisioneiras, o militar travestia-se de carrasco, o militante político era tratado com uma crueldade que as leis das sociedades de proteção aos animais não admitem. E tudo patrocinado pelo Estado.

É preciso recordar e resgatar. Quando se esquece, corre-se o risco de repetir o erro. Quando se preserva a impunidade dos criminosos, estimula-se a prática do crime. Quando se faz de conta que não há contas a prestar à nação e à história, a impunidade torna o Estado um covil de ladrões... dos direitos dos cidadãos.

É preciso desenterrar não apenas os ossos dos desaparecidos, mas também a história completa deste país entre 1964 e 1985. Para que o presente não seja a hipocrisia do passado nem o futuro o nefasto simulacro de nossa falta de coragem para encarar a realidade histórica.

Quinta, 11 de junho de 2020 — 85º dia — Corpus Christi

Na festa do Corpo de Cristo, deixarei o meu flutuar em alturas abissais. Acariciarei uma por uma de minhas rugas, desvelarei histórias em meus cabelos brancos, decifrarei, com a ponta dos dedos, meu perfil interior.

Não recorrerei ao bisturi das falsas impressões. Nem ao espectro da magreza anoréxica. O tempo prosseguirá massageando meus músculos até torná-los flácidos como as delicadezas do espírito.

Suspenderei todas as flexões, exceto as que aprendo na academia dos místicos. Beberei do próprio poço e abrirei o coração para o anjo da faxina atirar, pela janela da compaixão, iras, invejas e amarguras.

Pisarei sem sapatos o calor da terra viva. Bailarino ambiental, dançarei abraçado à Gaia ao som ardente de canções primevas. Dela receberei o pão; a ela darei a paz.

Acesas as estrelas, contemplarei na penumbra do mistério esse corpo glorioso que nos funde, eu, você e Gaia, em um único sacramento divino. Seu trigo brotará como alimento para todas as bocas, e suas uvas farão correr rios inebriantes de saciedade.

Na mesa cósmica, ofertarei as primícias de meus sonhos. De mãos vazias, acolherei o corpo do Senhor no cálice de minhas carências.

Dobrarei os joelhos ao mistério da vida e contemplarei o rosto divino na face daqueles que nunca souberam que cosmo e cosmético são gregas palavras, e deitam raízes na mesma beleza.

Despirei meus olhos de todos os preconceitos e rogarei pela fé acima de todos os preceitos. Como Ezequiel, contemplarei o campo dos mortos até ver a poeira consolidar-se em ossos, os ossos se juntarem em esqueletos, os esqueletos se recobrirem de carne, e a carne inflar-se de vida no Espírito de Deus.

Proclamarei o silêncio como ato de profunda subversão. Desconectado do mundo, banirei da alma todos os ruídos que me inquietam e, vazio de mim mesmo, serei plenificado por Aquele que me envolve por dentro e por fora, por cima e por baixo.

Suspenderei da mente a profusão de imagens e represarei no olvido o turbilhão de ideias. Privarei de sentido as palavras. Absorvido pelo silêncio, apurarei os ouvidos para escutar a brisa de Elias, e os olhos para admirar o que tanto extasiou Simeão.

Não mais farei de meu corpo mero adereço estranho ao espírito. Serei uma só unidade, onda e partícula, verso e reverso, *anima* e *animus*.

Recolherei pelas esquinas todos os corpos indesejados para lavá-los no sangue de Cristo, antes que se soltem de seus casulos para alçar o voo salvífico das borboletas.

Curarei da cegueira os que se miram no olhar alheio e besuntarei de cremes bíblicos o rosto de todos que se julgam feios, até que neles transpareça o esplendor da semelhança divina.

Arrancarei do chão de ferro os pés congelados da dessolidariedade e farei vir vento forte aos que temem o peso das próprias asas. Ao alçarem o topo do mundo, verão que todos somos um só corpo e um só espírito.

Farei do meu corpo hóstia viva; do sangue, vinho de alegria. Ébrio de efusões e graças, enlaçarei em um amplexo cósmico todos os corpos e, no salão dourado da Via Láctea, valsaremos até que a música sideral tenha esgotado a sinfonia escatológica.

Na concretude da fé cristã, anunciarei aos quatro ventos a certeza de ressurreição da carne e de todo o Universo redimido pelo corpo místico de Cristo.

Então, quando a morte transvivenciar-me, o que é terno tornar-se-á eterno.

Sexta, 12 de junho de 2020 — 86º dia

O filósofo alemão Emmanuel Kant não anda muito em moda. Sobretudo por ter adotado uma linguagem hermética em suas obras. Porém, em um de seus brilhantes textos — *O que é o Iluminismo?* — sublinha um fenômeno que, na cultura televisual que hoje impera, torna-se cada vez mais generalizado: as pessoas renunciam a pensar por si mesmas. Preferem se colocar sob a proteção dos "oráculos da verdade" multiplicados pelas redes digitais.

Esses supostos guardiões da verdade velam, bondosamente, para não nos permitir incorrer em equívocos. Graças a seus alertas sabemos que a Covid-19 não passa de uma "gripezinha"; os médicos cubanos são "submetidos a trabalho escravo"; o Estado que recolhe, na forma de impostos, dinheiro da população, não pode gastar com a população...

É isso que, na opinião de Kant, faz do público *Hausvieh*, "animal doméstico", arrebanhamento, de modo que todos aceitem, resignadamente, permanecer confinados no curral, acreditando que correriam riscos se caminhassem sozinhos.

Kant cita uma lista de oráculos da verdade: o mau governante, o militar, o professor, o sacerdote etc. Todos clamam "Não pensem!" "Obedeçam!" "Paguem!" "Creiam!" O filósofo francês Dany-Robert Dufour sugere incluir o publicitário que, hoje, ordena ao rebanho de consumidores: "Não pensem! Gastem!"

Tocqueville, em seu *Da democracia na América* (1840), opina que o tipo de despotismo que as nações democráticas deveriam temer é exatamente sua redução a "um rebanho de animais tímidos e industriosos", livres da "preocupação de pensar".

O velho Marx, que anda em moda por ter previsto as crises cíclicas do capitalismo, assinalou que elas decorreriam da superprodução, o que de fato ocorreu em 1929. Mas não foi o que vimos em 2008, cujos reflexos perduram. A crise não derivou da maximização da exploração do trabalhador, e sim da maximização da exploração dos consumidores. "Consumo, logo existo", eis o princípio da lógica pós-moderna.

Para transformar o mundo em um grande mercado, as técnicas do marketing contam com a valiosa contribuição de Edward Bernays, duplo sobrinho estadunidense de Freud. Anna, irmã do criador da psicanálise e mãe de Bernays, era casada com o irmão de Martha, mulher de Freud. Os livros deste foram publicados pelo sobrinho nos EUA. Já em 1923, em *Crystallizing Public Opinion*, Bernays argumenta que governos e anunciantes são capazes de "arregimentar a mente (do público) como os militares o fazem com o corpo".

Como gado, o consumidor busca sua segurança na identificação com o rebanho, capaz de homogeneizar seu comportamento, criando padrões universais de hábitos de consumo por meio de uma propaganda libidinal que nele imprime a sensação de ter o desejo correspondido pela mercadoria adquirida. E quanto mais cedo se inicia esse adestramento ao consumismo, tanto maior a maximização do lucro. O ideal é cada criança com um televisor no próprio quarto.

Para se atingir esse objetivo é preciso incrementar uma cultura do egoísmo como regra de vida. Não por acaso quase todas as peças publicitárias se baseiam na exacerbação de um dos sete pecados capitais. Todos eles, sem exceção, tidos como virtudes nessa sociedade neoliberal corroída pelo afã consumista.

A inveja é estimulada no anúncio da família que possui um carro melhor que o do vizinho. A avareza é o mote das propagandas de bancos. A cobiça inspira todas as peças publicitárias, do último modelo de telefone celular ao tênis de grife. O orgulho é sinal de sucesso dos executivos assegurados por planos de saúde eterna. A preguiça fica por conta da parafernália elétrico-eletrônica que prepara a sua refeição sem que você precise sequer descascar uma batata. A luxúria é marca registrada dos jovens esbeltos e das garotas esculturais que desfrutam vida saudável e feliz ao consumirem bebidas, cigarros, roupas e cosméticos. Enfim, a gula envenena a alimentação infantil na forma de chocolates, refrigerantes e biscoitos, induzindo a crer que sabores são prenúncios de amores.

Na sociedade neoliberal, a liberdade se restringe à variedade de escolhas consumistas; a democracia, em votar em quem dispõe de recursos milionários para bancar a campanha eleitoral; a virtude, em pensar primeiro em si mesmo e encarar o semelhante como concorrente. Esta a pós-verdade proclamada pelos oráculos do sistema.

Ocorre que a evolução da natureza e da humanidade é feita também de fenômenos imprevisíveis, como a Covid-19. Robôs e algoritmos podem disparar *fake news* para tentar nos convencer de que a pandemia não é tão ameaçadora como afirmam os cientistas. Mas o coronavírus ignora mentiras e verdades. Anseia apenas por penetrar uma célula humana e, em menos de 24 horas, replicar-se em 100 mil cópias. Sua obsessão é perpetuar sua espécie em detrimento da nossa.

Sábado, 13 de junho de 2020 — 87º dia

Desde 509 a.C., derrubado o rei etrusco, Roma se tornou uma república governada por magistrados eleitos. No ano anterior, Clístenes havia introduzido a democracia na Grécia. Algo de novo acontecia na história da humanidade: agora, em uma península da Europa, o governo de uma nação emanava do poder popular.

Em 60 a.C., Roma passou a ser governada pelo primeiro triunvirato, Caio Júlio, Marco Licínio Crasso e Pompeu, o grande. Crasso morreu sete anos depois, na batalha de Carras, na Turquia. Pompeu, arraigado em sua formação militar, se sentiu à vontade para transformar sua vontade pessoal em projeto político e, inclusive, dar asas ao sonho de transformar Roma em um império mundial.

Sob seu governo, as tropas romanas, comandadas por Caio Júlio, conquistaram a Gália (detalhes em Asterix...), expandiram as fronteiras do império até o Reno e ameaçaram a Britânia.

Triunfante pela conquista da Gália, em 49 a.C. Caio Júlio, no comando da 13ª Legião, violou as leis romanas e, em armas, sem autorização do Senado — a Suprema Corte do império —, atravessou o Rubicão, rio que separava a Itália da Gália Cisalpina. Movido pela ambição de poder, lançou a sorte, derrotou Pompeu e assumiu o governo de Roma.

Seus quatro anos de governo se caracterizaram por sucessivos atritos com a Suprema Corte, que pressentiu ter ele a intenção de instalar um regime ditatorial apoiado pelo exército e restringir ao máximo o papel dos legisladores. Por um período, Caio Júlio resistiu às decisões dos legisladores e insistiu em submetê-los à sua vontade. Embora a república tivesse caráter civil, ele se cercou cada vez mais de generais, como Otávio e Marco Antônio, aos quais concedeu o título de cônsul, o mais alto cargo da República romana. Pretendia, assim, dar uma aparência civil ao governo e encobrir que todo o poder estava, de fato, em mãos de militares, e não mais das instituições republicanas.

Respaldado pela plebe fanatizada por sua figura, que o venerava como herói e mito, e sustentado pelo exército, Júlio acresceu a seu nome o epíteto César e se tornou ditador em 47 a.c. Considerado salvador da pátria por seus apoiadores, adotou os títulos de Pontífice Máximo (prerrogativa de governar sem consulta à Suprema Corte), Ditador Perpétuo (prerrogativa de reformar a Constituição e, portanto, declarar "A Constituição sou eu") e Censor Vitalício (prerrogativa de ser o comandante-chefe do exército em Roma e nas províncias).

Sua obsessão era armar o povo em sua defesa e militarizar a nação. Com pleno domínio da psicologia das massas, decidiu revestir-se de sacralidade e cumular-se de religiosidade. Roma acima de tudo e César acima de todos! Sua estátua foi introduzida nos templos romanos e nas capitais provinciais, e ele passou a ser venerado como um deus — *Jupiter Julius*. Tinha tanto poder que ousou reformar o calendário, que ficou conhecido como Juliano, e introduziu um sétimo mês em sua homenagem — Julho.

Como a maioria dos tiranos ao longo da história, teve um fim trágico, em março de 44 a.C. Na peça *Júlio César*, tragédia escrita por Shakespeare em 1599 (tal figura só requeria mesmo uma tragédia), um adivinho alerta: "Cuidado com os idos de março"... E o procônsul Marco Júnio Bruto, mais conhecido como Brutus, compara César ao "ovo de serpente que eclodindo, como a sua espécie, cresceria malevolamente".

Esse passado passou?

Domingo, 14 de junho de 2020 — 88º dia

Apesar de aspectos semelhantes entre Júlio César e Bolsonaro, concordo com Michael Lowy que este se aproxima mais dos perfis de Calígula e Nero. Por isso, nas redes digitais trato o presidente de *BolsoNero*, muito antes de a revista *The Economist* qualificá-lo com a mesma alcunha.

Segunda, 15 de junho de 2020 — 89º dia

O reverendo britânico Thomas Malthus se enganou ao prever, em 1789, que nos séculos vindouros a produção de alimentos cresceria aritmeticamente (1-2-3-4) e a população, geometricamente (1-2-4-8). Haveria mais bocas do que pão. Ao declarar isso o mundo tinha 1 bilhão de habitantes. Hoje, somos quase 8 bilhões e sobram alimentos suficientes para saciar ao menos 12 bilhões de seres humanos! Portanto, o que falta é partilha. A fome perdura porque há muitas famílias sem terra e muitas terras em mãos de poucas famílias.

Bilhões de famílias não têm recursos para comprar comida, que deixou de ter valor de uso e passou, com o capitalismo, a ter valor de troca. Essa mercantilização do bem mais essencial à nossa sobrevivência biológica é um crime hediondo. Os agricultores nem sempre têm condições de levar seus produtos ao mercado e vendê-los. Muitas vezes são obrigados a repassar ao atravessador que revende ao sistema que os processa, transporta, empacota e distribui aos pontos de varejo.

Hoje, são os bancos, as multinacionais e os Fundos de Pensão que dominam o mercado de alimentos e promovem especulações por meio de derivativos de *commodities*. Quando ocorre uma interrupção nessa cadeia, os agricultores são obrigados a queimar ou enterrar os produtos. Um crime de lesa-humanidade praticado em homenagem ao deus Capital.

Terça, 16 de junho de 2020 — 90º dia

O Brasil atingiu a triste cifra de 45 mil mortos vítimas da pandemia. E o governo Bolsonaro continua indiferente, enquanto os estaduais, pressionados pelo poder econômico, começam a abrir o comércio e flexibilizar as medidas de restrição e confinamento.

Encerro este diário com uma homenagem a meu compadre, Chico Buarque, que completa 76 anos daqui a três dias:

Poesia em forma de pessoa, Chico Buarque encarna os requisitos da obra poética: emoção, economia de palavras, agudo senso estético. Dentro dele faz muito barulho. Mas quem o conhece sabe que ele é quase silêncio, disfarçado de tímido, como quem observa o mundo espantado com o milagre da vida.

Entre amigos, o vozeirão grave atropela as sílabas, como se temesse a gagueira inexistente, e Chico fala de tudo e de todos, sem poupar irreverência. Entre estranhos, os olhos verdes brilham enigmáticos, luzeiros inefáveis, a boca tapa a fervura d'alma, o sorriso, entre maroto e contido, exibe as teclas de piano entre o sim e o não.

Diante do olhar canibal dos fãs, Chico quase olha para trás, convencido de que não é com ele. Dane-se a cabeça idolatrada, mas ele se sabe de barro e sopro, exilado dessa imagem que a admiração alheia, avara, projeta na imaginação fantasiosa de quem, um dia, numa frase musical, viu-se arrebatado e identificado, no amor ou na dor, no sentimento indelével que o poeta captou, fraseou e cantou.

Francisco Buarque de Hollanda teve o privilégio de fazer 20 anos na década de 1960. Seresteiro precoce, cercado de livros e cordas na rua Buri, em São Paulo, trocou a régua e o compasso da Faculdade de Arquitetura pela toada intimista da Bossa Nova, trazida ao lar pelo cunhado João Gilberto. Todavia, neste carioca branco de alma negra, o morro impregnou-se mais forte que a praia. Desconfio de que, no fundo, Chico lamenta não ter nascido na Estação Primeira de Mangueira, com todo o talento que Deus pôs nos pés e na magia dos brasileiros que fazem do futebol a arte de dançar em torno de uma bola.

Em 1964, a ditadura ameaçou os frades dominicanos de expulsão do Brasil. Prejudicados pela conjuntura política, apelamos aos amigos. No Teatro Paramount, em São Paulo, promovemos o espetáculo beneficente *Avanço*, no qual Chico Buarque, cantor de plateias estudantis, fez sua estreia para o grande público. Havia também uns baianos muito novos, o irmão de Bethânia do *Carcará,* um ex-bancário chamado Caetano, todo timidez, e um amigo dele, ex-funcionário da Gessy-Lever, um tal de Gilberto Gil...

Nasciam ali os trovadores que iriam desencantar a ditadura, embora forçados ao exílio e submetidos à censura. Deram-se as mãos na Passeata dos 100 Mil, em torno da igreja da Candelária, no Rio e, mais tarde*, Roda Viva*, de Chico, comprovou que teatro é espelho. Mirem-se nas mulheres de Atenas. Rostos macabros não gostaram de se ver refletidos. Quebraram o espelho, assim como os algozes de Antonio Maria acreditavam que jornalistas escrevem com as mãos...

Chico foi para a Europa, no autoexílio inevitável. Fez espetáculos em favor dos exilados e deu às suas letras um tom mais profético que romântico. Aqui é o seu lugar e, de retorno ao Brasil, ousou quebrar o cálice e fazer ouvir a sua voz, convencido de que amanhã será outro dia. Com Vinicius, foi para São Bernardo do Campo apoiar os metalúrgicos que, liderados por Luiz Inácio Lula da Silva, teimavam em sonhar um Brasil diferente.

Filho de famílias que há 100 anos conspiram em favor da democracia, Chico não é um militante, desses que exibem carteirinha de partido e atestado de tendência ideológica. Nem "militonto", que pula de palco em palco acreditando que, com o seu violão, vai salvar a pátria e acabar com a fome no Brasil. Mas é um cidadão da utopia, impregnado da virtude da indignação. Esteta, tem a medida das coisas. Nessa arenga nacional, conhece exatamente o seu canto e, quando faz noite, sua voz suave, de timbre acentuado e agudo, quase feminino, traduz paixões e feridas, rupturas e arroubos. Porque canta o que sentimos sem encontrarmos palavras, expressão agônica de nossos espíritos atordoados ou enamorados. E tece em letras os estorvos que impedem a vida de ser a arte de sonhar acordado.

Chico é ele e suas mulheres — Silvia, Helena e Luiza, e as netas e os netos. Ele é feito de detalhes — o que, aliás, importa em nossas vidas. Sua casa é um espaço democrático, onde candidatos, desde que progressistas, expõem suas ideias e acolhem críticas e sugestões dos artistas. Na Gávea, vi seu pai fazer 76 anos e cantar *Sassaricando* em latim.

Para Chico, o tempo não passou na janela. Ele se fez geração. Na arte e no palco, transmuta-se em Carolina, numa dessas mulheres que só dizem sim, seresteiro, poeta e cantador, olhos nos olhos, ele se chama Mané e dobra a Carioca, sobe a Frei Caneca e se manda pra Tijuca na contramão. Nunca esteve à toa na vida e, cantando coisas de amor, alia-se à esperança dessa gente sofrida que quer despedir-se da dor.

Larápio rastaquera, pai paulista, avô pernambucano, bisavô mineiro e tataravô baiano, ele gostaria de ser o mais exímio jogador de sinuca. Falso cantor, Chico é apenas um artista brasileiro.

Saibam que poetas, como os cegos, podem ver na escuridão. Nessas tortuosas trilhas, sofre de pânico cênico, admira Fidel Castro e, viciado em futebol, jamais se "americanizou".

Quando no Rio, cidade submersa, os escafandristas e sábios decifrarem o eco de suas cantigas, amores serão sempre amáveis e cantores, duráveis. Porque a alma brasileira vai reter Chico para sempre.

Se do barro o Criador fez alguém com tanto amor, foi Chico.

OBRAS DO AUTOR

EDIÇÕES NACIONAIS:

1. *Cartas da prisão — 1969-1973,* Rio de Janeiro, Agir, 2008. (Essas Cartas foram publicadas anteriormente em duas obras — *Cartas da Prisão* e *Das Catacumbas,* Rio de Janeiro, Civilização Brasileira. *Cartas da Prisão,* editada em 1974, teve a 6ª edição lançada em 1976. Nova edição: São Paulo, Companhia das Letras, 2017.
2. *Das catacumbas,* Rio de Janeiro, Civilização Brasileira, 1976 (3ª edição, 1985) — obra esgotada.
3. *Oração na ação,* Rio de Janeiro, Civilização Brasileira, 1977 (3ª edição, 1979) — obra esgotada.
4. *Natal, a ameaça de um menino pobre,* Petrópolis, Vozes, 1978 — obra esgotada.
5. *A semente e o fruto, Igreja e Comunidade,* Petrópolis, Vozes, 3ª edição, 1981 — obra esgotada.
6. *Diário de Puebla,* Rio de Janeiro, Civilização Brasileira, 1979 (2ª edição, 1979) — obra esgotada.

7. *A vida suspeita do subversivo Raul Parelo* (contos), Rio de Janeiro, Civilização Brasileira, l979 (esgotada). Reeditada sob o título de *O Aquário Negro*, Rio de Janeiro, Difel, 1986. Nova edição do Círculo do Livro, 1990. Em 2009, foi lançada pela Agir, nova edição revista e ampliada, Rio de Janeiro — obra esgotada.

8. *Puebla para o povo*, Petrópolis, Vozes, 1979 (4ª edição, 1981) — obra esgotada.

9. *Nicarágua livre, o primeiro passo*, Rio de Janeiro, Civilização Brasileira, 1980. Dez mil exemplares editados em Jornalivro, São Bernardo do Campo, ABCD-Sociedade Cultural, 1981 — obra esgotada.

10. *O que é Comunidade Eclesial de Base*, São Paulo, Brasiliense, 5ª edição, 1985. Coedição Abril, São Paulo, 1985, para bancas de revistas e jornais — obra esgotada.

11. *O fermento na massa*, Petrópolis, Vozes, 1981 — obra esgotada.

12. *CEBs, rumo à nova sociedade*, São Paulo, Paulinas, 2ª edição, 1983 — obra esgotada.

13. *Fogãozinho, culinária em histórias infantis* (com receitas de Maria Stella Libanio Christo), Rio de Janeiro, Nova Fronteira, 1984 (3ª edição, 1985). Nova edição da Mercuryo Jovem — São Paulo, 2002 (7ª edição).

14. *Fidel e a religião, conversas com Frei Betto*, São Paulo, Brasiliense, 1985 (23ª edição, 1987). Edição do Círculo do Livro,

São Paulo, 1989 (esgotada). Terceira edição, ampliada e ilustrada com fotos, São Paulo, Editora Fontanar, 2016.

15. *Batismo de sangue: Os dominicanos e a morte de Carlos Marighella*, Rio de Janeiro, Civilização Brasileira, 1982 (7ª edição, 1985). Reeditado pela Bertrand do Brasil, Rio de Janeiro, 1987 (10ª edição, 1991). Edição do Círculo do Livro, São Paulo, 1982. Em 2000 foi lançada a 11ª edição revista e ampliada — *Batismo de Sangue — A luta clandestina contra a ditadura militar — Dossiês Carlos Marighella & Frei Tito* — pela Casa Amarela, São Paulo. Em 2006, foi lançada a 14ª edição revista e ampliada, Rocco.

16. *OSPB, Introdução à política brasileira*, São Paulo, Ática, 1985 (18ª edição, 1993) — obra esgotada.

17. *O dia de Angelo* (romance), São Paulo, Brasiliense, 1987 (3ª edição, 1987). Edição do Círculo do Livro, São Paulo, 1990 — obra esgotada.

18. *Cristianismo & marxismo*, Petrópolis, Vozes, 3ª edição, 1988 — obra esgotada.

19. *A proposta de Jesus* (Catecismo Popular, vol. I), São Paulo, Ática, 1989 (3ª edição, 1991) — obra esgotada

20. *A comunidade de fé* (Catecismo Popular, vol. II), São Paulo, Ática, 1989 (3ª edição, 1991) — obra esgotada.

21. *Militantes do reino* (Catecismo Popular, vol. III), São Paulo, Ática, 1990 (3ª edição, 1991) — obra esgotada.

22. *Viver em comunhão de amor* (Catecismo Popular, vol. IV), São Paulo, Ática, 1990 (3ª edição, 1991) — obra esgotada.

23. *Catecismo popular* (versão condensada), São Paulo, Ática, 1992 (2ª edição, 1994) — obra esgotada.

24. *Lula — biografia política de um operário*, São Paulo, Estação Liberdade,1989 (8ª edição, 1989). *Lula — Um operário na Presidência*, São Paulo, Casa Amarela, 2003 — edição revisada e atualizada.

25. *A menina e o elefante* (infantojuvenil), São Paulo, FTD, 1990 (6ª edição, 1992). Em 2003, foi lançada nova edição revista pela Editora Mercuryo Jovem, São Paulo (3ª edição).

26. *Fome de pão e de beleza*, São Paulo, Siciliano, 1990 — obra esgotada.

27. *Uala, o amor* (infantojuvenil), São Paulo, FTD, 1991 (12ª edição, 2009). Nova edição, 2016.

28. *Sinfonia universal, a cosmovisão de Teilhard de Chardin*, São Paulo, Ática, 1997 (5ª edição revista e ampliada). A 1ª edição foi editada pelas Letras & Letras, São Paulo, 1992. (3ª edição, 1999). Rio de Janeiro, Vozes, 2011.

29. *Alucinado som de tuba* (romance), São Paulo, Ática, 1993 (20ª edição, 2000).

30. *Por que eleger Lula presidente da República* (Cartilha Popular), São Bernardo do Campo, FG, 1994 — obra esgotada.

31. *O paraíso perdido — nos bastidores do socialismo*, São Paulo, Geração, 1993 (2ª edição, 1993). Na edição atualizada, ganhou o título *O paraíso perdido — viagens ao mundo socialista*, Rio de Janeiro, Rocco, 2015.

32. *Cotidiano & Mistério*, São Paulo, Olho d'Água, 1996 (2ª edição, 2003) — obra esgotada.

33. *A obra do artista — uma visão holística do Universo*, São Paulo, Ática, 1995 (7ª edição, 2008). Rio de Janeiro, Ed. José Olympio, 2011.

34. *Comer como um frade — divinas receitas para quem sabe por que temos um céu na boca*, Rio de Janeiro, Francisco Alves, 1996 (2ª edição, 1997). Rio de Janeiro, Editora José Olympio, 2003.

35. *O vencedor* (romance), São Paulo, Ática, 1996 (15ª edição, 2000).

36. *Entre todos os homens* (romance), São Paulo, Ática, 1997 (8ª edição, 2008). Na edição atualizada, ganhou o título *Um homem chamado Jesus*, Rio de Janeiro, Rocco, 2009.

37. *Talita abre a porta dos evangelhos*, São Paulo, Moderna, 1998 — obra esgotada.

38. *A noite em que Jesus nasceu*, Petrópolis, Vozes, 1998 — obra esgotada.

39. *Hotel Brasil* (romance policial), São Paulo, Ática, 1999 (2ª edição, 1999). Na edição atualizada, ganhou o título

    Hotel Brasil — o mistério das cabeças degoladas, Rio de Janeiro, Rocco, 2010.
40. *A mula de Balaão*, São Paulo, Salesiana, 2001.
41. *Os dois irmãos*, São Paulo, Salesiana, 2001.
42. *A mulher samaritana*, São Paulo, Salesiana, 2001.
43. *Alfabetto — autobiografia escolar*, São Paulo, Ática, 2002 (4ª edição).
44. *Gosto de uva — textos selecionados*, Rio de Janeiro, Garamond, 2003.
45. *Típicos tipos — coletânea de perfis literários*, São Paulo, A Girafa, 2004 — obra esgotada.
46. *Saborosa viagem pelo Brasil — Limonada e sua turma em histórias e receitas a bordo do Fogãozinho* (com receitas de Maria Stella Libanio Christo). São Paulo, Mercuryo Jovem, 2004 (2ª edição).
47. *Treze contos diabólicos e um angélico,* São Paulo, Planeta do Brasil, 2005.
48. *A mosca azul — reflexão sobre o poder,* Rio de Janeiro, Rocco, 2006.
49. *Calendário do poder,* Rio de Janeiro, Rocco, 2007.
50. *A arte de semear estrelas,* Rio de Janeiro, Rocco, 2007.
51. *Diário de Fernando — Nos cárceres da ditadura militar brasileira,* Rio de Janeiro, Rocco, 2009.

52. *Maricota e o mundo das letras*, São Paulo, Mercuryo Novo Tempo, 2009.
53. *Minas do ouro,* Rio de Janeiro, Rocco, 2011.
54. *Aldeia do silêncio*, Rio de Janeiro, Rocco, 2013.
55. *O que a vida me ensinou*, São Paulo, Saraiva, 2013.
56. *Fome de Deus — Fé e espiritualidade no mundo atual,* São Paulo, Paralela, 2013.
57. *Reinventar a vida,* Petrópolis, Vozes, 2014.
58. *Começo, meio e fim*, Rio de Janeiro, Rocco, 2014.
59. *Oito vias para ser feliz,* São Paulo, Planeta, 2014.
60. *Um Deus muito humano — Um novo olhar sobre Jesus,* São Paulo, Fontanar, 2015.
61. *Ofício de escrever,* Rio de Janeiro, Rocco, 2017.
62. *Parábolas de Jesus — Ética e valores universais,* Petrópolis, Editora Vozes, 2017.
63. *Por uma educação crítica e participativa,* Rio de Janeiro, Rocco, 2018.
64. *Sexo, orientação sexual e "ideologia de gênero",* Rio de Janeiro, Coleção Saber — Grupo Emaús, 2018.
65. *Fé e Afeto — Espiritualidade em tempos de crise,* Petrópolis, Rio de Janeiro, Editora Vozes, 2019.
66. *Minha avó e seus mistérios,* Rio de Janeiro, Rocco, 2019.

67. *O marxismo ainda é útil?,* São Paulo, Cortez Editora, 2019.
68. *O Diabo na corte — Leitura crítica do Brasil atual,* São Paulo, Cortez Editora, 2020.

EM COAUTORIA

1. *O canto na fogueira* — com Frei Fernando de Brito e Ivo Lesbaupin, Petrópolis, Editora Vozes, 1976.
2. *Ensaios de complexidade* — com Edgar Morin, Leonardo Boff e outros, Porto Alegre, Sulina, 1977 — obra esgotada.
3. *O povo e o papa. Balanço crítico da visita de João Paulo II ao Brasil* — com Leonardo Boff e outros, Rio de Janeiro, Civilização Brasileira, 1980 — obra esgotada.
4. *Desemprego — causas e consequências* — com Dom Cláudio Hummes, Paulo Singer e Luiz Inácio Lula da Silva, São Paulo, Edições Paulinas, 1984 — obra esgotada.
5. *Sinal de contradição* — com Afonso Borges Filho, Rio de Janeiro, Espaço e Tempo, 1988 — obra esgotada.
6. *Essa escola chamada vida* — com Paulo Freire e Ricardo Kotscho, São Paulo, Ática, 1988 (18ª edição, 2003) — obra esgotada.
7. *Teresa de Jesus: filha da Igreja, filha do Carmelo* — com Frei Cláudio van Belen, Frei Paulo Gollarte, Frei Patrício Sciadini e outros, São Paulo, Instituto de Espiritualidade Tito Brandsma, 1989 — obra esgotada.

8. *O plebiscito de 1993 — Monarquia ou República? Parlamentarismo ou presidencialismo?* — com Paulo Vannuchi, Rio de Janeiro, ISER, 1993 — obra esgotada.
9. *Mística e espiritualidade* — com Leonardo Boff, Rio de Janeiro, Rocco, 1994 (4ª edição, 1999). Rio de Janeiro, Garamond (6ª edição revista e ampliada, 2005). Petrópolis, Vozes, 2009.
10. *A reforma agrária e a luta do MST* (com vv.aa.), Petrópolis, Vozes, 1997 — obra esgotada.
11. *O desafio ético* — com Eugenio Bucci, Luis Fernando Verissimo, Jurandir Freire Costa e outros, Rio de Janeiro/Brasília, Garamond/Codeplan, 1997 (4ª edição).
12. *Direitos mais humanos* — organizado por Chico Alencar com textos de Frei Betto, Nilton Bonder, D. Pedro Casaldáliga, Luiz Eduardo Soares e outros, Rio de Janeiro, Garamond, 1998.
13. *Carlos Marighella — o homem por trás do mito* — coletânea de artigos organizada por Cristiane Nova e Jorge Nóvoa) — São Paulo, UNESP, 1999 — obra esgotada.
14. *7 Pecados do Capital* — coletânea de artigos, organizada por Emir Sader, Rio de Janeiro, Record, 1999 — obra esgotada.
15. *Nossa paixão era inventar um novo tempo* — 34 depoimentos de personalidades sobre a resistência à ditadura militar — organização de Daniel Souza e Gilmar Chaves, Rio de Janeiro, Rosa dos Tempos, 1999 — obra esgotada.

16. *Valores de uma prática militante* — com Leonardo Boff e Ademar Bogo, São Paulo, Consulta Popular, Cartilha nº 9, 2000 — obra esgotada.

17. *Brasil 500 Anos: trajetórias, identidades e destinos.* Vitória da Conquista, UESB (Série Aulas Magnas), 2000 — obra esgotada.

18. *Quem está escrevendo o futuro? — 25 textos para o século XXI* — coletânea de artigos, organizada por Washington Araújo), Brasília, Letraviva, 2000 — obra esgotada.

19. *Contraversões — civilização ou barbárie na virada do século*, em parceria com Emir Sader, São Paulo, Boitempo, 2000 — obra esgotada.

20. *O indivíduo no socialismo* — com Leandro Konder, São Paulo, Fundação Perseu Abramo, 2000 — obra esgotada.

21. *O decálogo* (contos) — com Carlos Nejar, Moacyr Scliar, Ivan Angelo, Luiz Vilela, José Roberto Torero e outros, São Paulo, Nova Alexandria, 2000 — obra esgotada.

22. *As tarefas revolucionárias da juventude*, reunindo também textos de Fidel Castro e Lênin, São Paulo, Expressão Popular, 2000 — obra esgotada.

23. *Estreitos Nós — lembranças de um semeador de utopias* — com Zuenir Ventura, Chico Buarque, Maria da Conceição Tavares e outros. Rio de Janeiro, Garamond, 2001 — obra esgotada.

24. *Diálogos criativos*, em parceria com Domenico de Masi e José Ernesto Bologna, São Paulo, DeLeitura, 2002. Rio de Janeiro, Sextante, 2006.

25. *Democracia e construção do público no pensamento educacional brasileiro*, organizadores Osmar Fávero e Giovanni Semeraro, Petrópolis, Vozes, 2002 — obra esgotada.

26. *Por que nós, brasileiros, dizemos não à Guerra*, em parceria com Ana Maria Machado, Joel Birman, Ricardo Setti e outros, São Paulo, Planeta, 2003.

27. *Fé e Política — fundamentos.* Pedro A. Ribeiro de Oliveira (org.) com Leonardo Boff, Frei Betto, Paulo F.C. Andrade, Clodovis Boff e outros. Aparecida-SP, Ideias e Letras, 2004.

28. *A paz como caminho* — com José Hermógenes de Andrade, Pierre Weil, Jean-Yves Leloup, Leonardo Boff, Cristovam Buarque e outros. Coletânea de textos, organizados por Dulce Magalhães, apresentados no Festival Mundial da Paz, Rio de Janeiro, Qualitymark Editora, 2006.

29. *Lições de Gramática para quem gosta de literatura* — com Moacyr Scliar, Luis Fernando Verissimo, Paulo Leminsky, Rachel de Queiroz, Ignácio de Loyola Brandão e outros, São Paulo, Panda Books, 2007.

30. *Sobre a esperança — diálogo* — com Mario Sergio Cortella, São Paulo, Papirus, 2007.

31. *40 olhares sobre os 40 anos da Pedagogia do oprimido* — com Mario Sergio Cortella, Sérgio Haddad, Leonardo Boff Rubem Alves e outros. Instituto Paulo Freire, 2008-10-30.

32. *Dom Cappio: rio e povo* — com Aziz Ab'Sáber, José Comblin, Leonardo Boff e outros. São Paulo, Centro de Estudos Bíblicos, 2008.

33. *O amor fecunda o Universo — ecologia e espiritualidade* — com Marcelo Barros, Rio, Agir, 2009 — obra esgotada.

34. *O parapitinga Rio São Francisco,* fotos de José Caldas — com Walter Firmo, Fernando Gabeira, Murilo Carvalho e outros, Rio de Janeiro, Casa da Palavra.

35. *Conversa sobre a fé e a ciência* — com Marcelo Gleiser, Rio de Janeiro, Editora Agir, 2011 — obra esgotada.

36. *Bartolomeu Campos de Queirós — Uma inquietude encantadora* — com Ana Maria Machado, João Paulo Cunha, José Castello, Marina Colasanti, Carlos Herculano Lopes e outros, São Paulo, Moderna, 2012 — obra esgotada.

37. *Belo Horizonte — 24 autores* — com Affonso Romano de Sant'Anna, Fernando Brant, Jussara de Queiroz e outros, Belo Horizonte, Mazza Edições Ltda.

38. *Dom Angélico Sândalo Bernardino — Bispo profeta dos pobres e da justiça* — Dom Paulo Evaristo Arns, Dom Pedro Casaldáliga, Dom Demétrio Valentini, Frei Gilberto Gorgulho, Ana Flora Andersen e outros, São Paulo, ACDEM, 2012.

39. *Depois do silêncio — Escritos sobre Bartolomeu Campos de Queirós* — com Chico Alencar, José Castello, João Paulo Cunha e outros, Belo Horizonte, RHJ Livros Ltda., 2013.
40. *Nos idos de Março* — A ditadura militar na voz de 18 autores brasileiros — com Antonio Callado, Nélida Piñon, João Gilberto Noll e outros, São Paulo, Geração, 2014.
41. *Mulheres* — com Affonso Romano de Sant'anna, Fernando Fabbrini, Dagmar Braga e outros, Belo Horizonte, Mazza Edições, 2014.
42. *O budista e o cristão: um diálogo pertinente* — com Heródoto Barbeiro. São Paulo, Fontanar, 2017.
43. *Advertências e esperanças — Justiça, Paz e Direitos Humanos* — com frei Carlos Josaphat, Marcelo Barros, frei Henri Des Roziers, Ana de Souza Pinto e outros, Goiânia, Editora PUC Goiás, 2014.
44. *Marcelo Barros — A caminhada e as referências de um monge* — com Dom Pedro Casaldáliga, Dom Tomás Balduino, Carlos Mesters, João Pedro Stédile e outros, Recife (PE), 2014, Edição dos Organizadores.
45. *Dom Paulo Evaristo Cardeal Arns — Pastor das periferias, dos pobres e da justiça* — com D. Pedro Casaldáliga, Fernando Altemeyer Júnior, Dom Demétrio Valentim e outros, São Paulo, Casa da Terceira Idade Tereza Bugolim, 2015.
46. *Cuidar da casa comum* — com Leonardo Boff, Maria Clara Lucchetti Bingemer, Pedro Ribeiro de Oliveira, Marcelo

Barros, Ivo Lesbaupin e outros, São Paulo, Editora Paulinas, 2016.

47. *Criança e consumo — 10 anos de transformação* — com Clóvis de Barros Filho, Ana Olmos, Adriana Cerqueira de Souza e outros — Instituto Alana, São Paulo, 2016.

48. *Por que eu e não outros? Caminhada de Adilson Pires da Periferia para a cena política carioca* — com Jailson de Souza e Silva e Eliana Sousa Silva — Observatório de Favelas/ Agência Diálogos, Rio de Janeiro, 2016.

49. *Em que creio eu* — com Ivone Gebara, Jonas Resende, Luiz Eduardo Soares, Márcio Tavares d'Amaral, Leonardo Boff e outros — Edições Terceira Via, São Paulo, 2017.

50. *(Neo) Pentecostalismos e Sociedade — impactos e/ou cumplicidades* — com Pedro Ribeiro de Oliveira, Faustino Teixeira, Magali do Nascimento Cunha, Sinivaldo A. Tavares, Célio de Pádua Garcia. Edições Terceira Via e Fonte Editorial, São Paulo, 2017.

51. *Dom Paulo — Testemunhos e memórias sobre o Cardeal dos Pobres* — com Clóvis Rossi, Fábio Konder Comparato, Fernando Altemeyer Júnior, Leonardo Boff e outros — Paulinas, São Paulo, 2018.

52. *Jornadas Teológicas Dom Helder Camara — Semeando a esperança de uma Igreja pobre, servidora e libertadora* — Palestras Volumes I e II — Organizado pelo Conselho Editorial Igreja Nova, Recife, 2017.

53. *Lula livre-Lula livro* — Obra organizada por Ademir Assunção e Marcelino Freire, editores — com Raduan Nassar, Aldir Blanc, Eric Nepomuceno, Manuel Herzog e outros. Julho de 2018, São Paulo.
54. *Direito, arte e liberdade* — Obra organizada por Cris Olivieri e Edson Natale — Edições Sesc São Paulo, São Paulo, 2018.
55. *Papa Francisco com os movimentos populares* — Obra organizada por Francisco de Aquino Júnior, Maurício Abdalla e Robson Sávio — com Chico Whitaker, Ivo Lesbaupin, Macelo Barros e outros. Paulinas, São Paulo, 2018.
56. *Ternura cósmica — Leonardo Boff, 80 anos* — com Maria Helena Arrochellas, Marcelo Barros, Michael Lowy, Rabino Nilton Bonder, Carlos Mesters e outros. Editora Vozes, Rio de Janeiro, 2018.
57. *Maria Antonia: uma rua na contramão — 50 anos de uma batalha* — com Antonio Candido, Mário Schenberg, Adélia Bezerra de Meneses. Universidade de São Paulo, Faculdade de Filosofia, Letras e Ciências Humanas, São Paulo, 2018.
58. *Alfabetização, letramento e multiletramentos em tempos de resistência* — com Gilda Figueiredo Portugal Gouvea, Renato Felipe Amadeu Russo, Fernanda Coelho Liberali, Antonia Megale e outros. Pontes Editores, São Paulo, 2019.
59. *François Houtart: Vida y pensamiento — Grupo de Pensamiento Alternativo* — com Gustavo Pérez Ramírez, Samir

Amin, Nguyen Duc Truyen e outros. Ediciones Desde Abajo, Colômbia, 2019.

60. *A mística do Bem Viver* — com Leonardo Boff, Pedro Ribeiro de Oliveira, Chico Alencar, Henrique Vieira, Rosemary Fernandes da Costa e outros. Editora Senso, Belo Horizonte, 2019.

61. *Lula e a espiritualidade — Oração, meditação e militância* — com o padre Júlio Lancellotti, monja Coen, Faustino Teixeira, Cláudio de Oliveira Ribeiro, Hajj Mangolin, Pai Caetano de Oxossi, frei Carlos Mesters e outros. Organização Mauro Lopes, Kotter Editorial, Paraná, Editora 247, São Paulo, 2019.

62. *Audácia Cultural, Fidel imaginarios — Volumes 1 e 2* — com Fernando Ortiz, Nicolás Guillén, Gabriel García Márquez e outros. Organizadora Ana Cairo Ballester. Editorial de Ciencias Sociales, La Habana, 2019.

EDIÇÕES ESTRANGEIRAS:

1. *Dai soterranei della storia*, Milão, Itália, Arnoldo Mondadori, 2ª edição, 1973; *L'Église des prisons*, Paris, França, Desclée de Brouwer,1972; *La Iglesia encarcelada*, Buenos Aires, Argentina, Rafael Cedeño editor, 1973; *Creo desde la carcel*, Bilbao, Espanha, Desclée de Brouwer, 1976; *Creo desde la carcel*, Bilbao, Espanha, Desclée de Brouwer, 1976; *Lettres de prison*, Paris, França, du Cerf, 1980; *Lettere dalla*

prigione, Bolonha, Itália, Dehoniane, 1980; *Brasilianische passion*, Munique, Alemanha, Kösel Verlag, 1973; *Fangelsernas Kyrka*, Estocolmo, Suécia, Gummessons, 1974; *Geboeid Kijk ik om mij heen*, Bélgica-Holanda, Gooi en sticht bvhilversum, 1974; *Against principalities and powers*, Nova York, EUA, Orbis Books, 1977.

2. *Novena di San Domenico*, Brescia, Itália, Queriniana,1974.

3. *17 días en Puebla*, México, México CRI,1979; *Diario di Puebla*, Brescia, Itália, Queriniana, 1979.

4. *La preghiera nell'azione*, Bolonha, Itália, Dehoniane, 1980.

5. *Que es la Teología de la Liberación?*, Lima, Peru, Celadec, 1980.

6. *Puebla para el pueblo*, México, México, Contraste, 1980.

7. *Battesimo di sangue*, Bolonha, Itália, Asal, 1983; *Les frères de Tito*, Paris, França, du Cerf, 1984. *La pasión de Tito*, Caracas, Venezuela, Ed. Dominicos, 1987; Nova edição revista e ampliada publicada pela Sperling & Kupfer, Milão, 2000. Ekdoseis twn Synadelfwn, Grécia, 2015. Santiago de Cuba, Editorial Oriente, 2018.

8. *El acuario negro*, La Habana, Cuba, Casa de las Américas, 1986.

9. *La pasión de Tito*, Caracas, Venezuela, Ed. Dominicos, 1987.

10. *Fede e Perestroika — teologi della liberazione in Urss —* com Clodovis Boff, J. Pereira Ramalho, P. Ribeiro de Oliveira,

Leonardo Boff, Frei Betto. Cittadella Editrice, Assisi, 1988.
11. *El día de Angelo*, Buenos Aires, Argentina, Dialéctica, 1987; *Il giorno di Angelo*, Bolonha, Itália, E.M.I., 1989.
12. *Los 10 mandamientos de la relación fe y politica*, Cuenca, Equador, Cecca, 1989; *Diez mandamientos de la relación fe y política*, Panamá, Ceaspa, 1989.
13. *De espaldas a la muerte — Dialogos con Frei Betto,* Guadalajara, México, Imdec, 1989.
14. *Fidel y la religión*, La Habana, Cuba, Oficina de Publicaciones del Consejo de Estado,1985. Nova edição Editorial de Ciencias Sociales, Havana, 2018. Até 1995, editado nos seguintes países: México, República Dominicana, Equador, Bolívia, Chile, Colômbia, Argentina, Portugal, Espanha, França, Holanda, Suíça (em alemão), Itália, Tchecoslováquia (em tcheco e inglês), Hungria, República Democrática da Alemanha, Iugoslávia, Polônia, Grécia, Filipinas, India (em dois idiomas), Sri Lanka, Vietnam, Egito, Estados Unidos, Austrália, Rússia, Turquia. Há uma edição cubana em inglês. Ocean Press, Austrália, 2005 — Havana, Cuba, 2018, Editorial de Ciencias Sociales.
15. *Lula — Biografía política de un obrero*, Cidade do México, México, MCCLP, 1990.
16. *A proposta de Jesus*, Gwangju, Korea, Work and Play Press, 1991.

17. *Comunidade de fé*, Gwangju, Korea, Work and Play Press, 1991.

18. *Militantes do reino*, Gwangju, Korea, Work and Play Press, 1991.

19. *Viver em comunhão de amor*, Gwangju, Korea, Work and Play Press, 1991.

20. *Het waanzinnige geluid van de tuba*, Baarn, Holanda, Fontein, 1993; *Allucinante suono di tuba*, Celleno, Itália, La Piccola Editrice, 1993; *La musica nel cuore di un bambino* (romance), Milão, Sperling & Kupfer, 1998; *Increíble sonido de tuba* — Espanha, Ediciones SM, 2010; *Alucinado son de tuba* — Santa Clara, Cuba, Sed de belleza Ediciones, 2017.

21. *Uala Maitasuna*, Tafalla, Espanha, Txalaparta, 1993; — *Uala, el amor* — Editorial Gente Nueva, La Habana, Cuba, 2016.

22. *Día de Angelo*, Tafalla, Espanha, Txalaparta, 1993.

23. *La obra del Artista — una visión holística del Universo*, La Habana, Caminos, 1998. Nova edição foi lançada em Cuba, em 2010 pela Editorial Nuevo Milênio; Córdoba, Argentina, Barbarroja, 1998; Madri, Trotta, 1999; La Habana, Editorial de Ciencias Sociales, 2009.

24. *Un hombre llamado Jesus* (romance), La Habana, Editorial Caminos, 1998 — nova edição 2009; *Uomo fra gli uomini*

(romance), Milão, Sperling & Kupfer, 1998; *Quell'uomo chiamato Gesù* — Bolonha, Editrice Missionária Italiana — EMI, 2011.

25. *Gli dei non hanno salvato l'America — Le sfide del nuovo pensiero político latinoamericano*, Milão, Sperling & Kupfer, 2003; *Gosto de uva,* Milão, Itália, Sperling & Kupfer, 2003; *Sabores y saberes de la vida — Escritos Escogidos,* Madri, PPC Editorial, 2004.

26. *Hotel Brasil* — Éditions de l'Aube, França, 2004; Cavallo di Ferro Editore, Itália, 2006; — *Hotel Brasil* — *The mystery of severed heads* — Inglaterra, Bitter Lemon Press, 2014 — Havana, Cuba — Editorial Arte y Literatura, 2019.

27. *El fogoncito* — Cuba, Editorial Gente Nueva, 2007.

28. *El ganador,* Espanha, Ediciones SM, 2010.

29. *La mosca azul* — *Reflexión sobre el poder*, Austrália, Ocean Press, 2005; La Habana (Cuba), Editorial Ciências Sociales, 2013.

30. *Maricota y el mundo de las letras* — La Habana, Editorial Gente Nueva, 2012.

31. *El comienzo, la mitad y el fin,* La Habana, Editorial Gente Nueva, 2014.

32. *Un sabroso viaje por Brasil* — *Limonada y su grupo en cuentos y recetas a bordo del Fogoncito* — La Habana (Cuba), Editorial Gente Nueva, 2013.

33. *La niña y el elefante* — Editorial Gente Nueva, La Habana, Cuba, 2015.
34. *Minas del oro* — Editorial Arte y Literatura, La Habana, Cuba, 2015.
35. *Paraíso perdido — Viajes por el mundo socialista* — Editorial de Ciencias Sociales, La Habana, Cuba, 2016.
36. *Lo que la vida me enseño* — El desafio consiste siempre en darle sentido a la existência — La Habana, Cuba, Editorial Caminos, 2017.
37. *Fede e Politica*, Rete Radié Resch, Itália, 2018.
38. *El hombre que podia casi todo* — Havana, Cuba — Editorial Gente Nueva, 2018.

EDIÇÕES ESTRANGEIRAS EM COAUTORIA:

1. *Comunicación popular y alternativa* — com Regina Festa e outros, Buenos Aires, Paulinas, 1986.
2. *Mística y espiritualidad*, (com Leonardo Boff), Buenos Aires, CEDEPO, 1995. Cittadella Editrice, Itália, 1995.
3. *Palabras desde Brasil* (com Paulo Freire e Carlos Rodrigues Brandão), La Habana, Caminos, 1996.
4. *Hablar de Cuba, hablar del Che* (com Leonardo Boff), La Habana, Caminos, 1999.
5. *Non c'e progresso senza felicità,* em parceria com Domenico de Masi e José Ernesto Bologna, Milão, Rizzoli-RCS Libri, 2004.

6. *Dialogo su pedagogia, ética e partecipazione política*, em parceria com Luigi Ciotti, EGA — Edizioni Gruppo Abele, Torino, Itália, 2004.
7. *Ten eternal questions — Wisdom, insight and reflection for life's journey*, em parceria com Nelson Mandela, Bono, Dalai Lama, Gore Vidal, Jack Nicholson e outros — Organizado por Zoë Sallis — Editora Duncan Baird Publishers, Londres, 2005. Edição portuguesa pela Platano Editora, Lisboa, 2005.
8. *50 cartas a Dios*, em parceria com Pedro Casaldaliga, Federico Mayor Zaragoza e outros — Madri, PPC, 2005.
9. *The Brazilian short story in the late twentieth century — A selection from nineteen authors* — Canadá, The Edwin Mellen Press, 2009.
10. *Reflexiones y vivencias en torno a la educación* — y otros autores, Espanha, Ediciones SM, 2010.
11. *El amor fecunda el universo: ecologia y espiritualidad* — com Marcelo Barros. Madri: PPC; Havana: Editorial de Ciencias Sociales, 2012.
12. *Brasilianische kurzgeschichten* — com Lygia Fagundes Telles, Rodolfo Konder, Deonísio da Silva, Marisa Lajolo e outros, Alemanha, Arara-Verlag, 2013.
13. *Laudato si' cambio climático y sistema económico* — com François Houtart, Centro de Publicaciones, Pontifícia Univesrsidad Católica del Ecuador, 2016.

14. *Hablan dos educadores populares: Paulo Freire y Frei Betto*, Colección Educación Popular del Mundo — Editorial Caminos, La Habana, Cuba, 2017.

15. *Golpe en Brasil — Genealogia de una farsa* — com Noam Chomsky, Michel Löwy, Adolfo Pérez Esquivel, entre outros). Argentina: Clacso, junho de 2016.

16. *América Latina en la encrucijada* — com Atilio Borón, Fundación German Abdala, Argentina, 2018.

17. *Nuestro amigo Leal* — Com vários escritores — Ediciones Boloña, Cuba, 2018.

18. *III Seminário Internacional Realidades, paradigmas y desafíos de la integración* — Com Ignacio Ramonet, Miguel Ángel Pérez Pirela, Miguel Mejía, Francisco Telémaco Talavera, entre outros. Ministério para Políticas de Integración Regional de República Dominicana, 2018.

Impressão e Acabamento:
LIS GRÁFICA E EDITORA LTDA.